Evelyn Hähnel
Shiatsu

Evelyn Hähnel

# Shiatsu
## Der Weg zu Gesundheit und
## Ausgeglichenheit

Ratgeber Ehrenwirth

Die Deutsche Bibliothek – CIP-Einheitsaufnahme

*Hähnel, Evelyn:*
Shiatsu. Der Weg zu Gesundheit und
Ausgeglichenheit / Evelyn Hähnel.
München: Ehrenwirth, 1999
(Ratgeber Ehrenwirth)
ISBN 3-431-03552-3

© 1999 by Ehrenwirth Verlag GmbH, München

ISBN 3-431-03552-3
Umschlag: Konturwerk München, Rainald Schwarz
Umschlagfotos: Tony Stone, München / Ulrike Kment, München
Satz: ew print & medien service gmbh, Würzburg
Druck: Freiburger Graphische Betriebe
Printed in Germany

# Inhaltsverzeichnis

# Vorwort

Die östliche Medizin mit der westlichen zu vergleichen, ist ein unmögliches Unterfangen, etwa so, als würde man einen Kreis mit einer Linie vergleichen. östliche Medizin

Der Kreis ist unendlich, die Linie dagegen besitzt Anfang und Ende. Das ist genau der Unterschied in den Denkweisen beider Kulturen. Deshalb bitte ich Sie, die Ideen der traditionellen, chinesischen Medizin nicht dem westlichen Gedankengut gegenüber zu stellen.

Grenzen werden jedoch ständig ausgeweitet, globales Denken nimmt zu, der weltweite Wettbewerb steigt. Vernetzung, Monopolisierung und die gesamtübergreifende Technisierung der Arbeitswelt zwingen uns zu neuen Sichtweisen. Je mehr wir äußerlich in immer schneller werdenden Prozessen leben, desto wichtiger wird es, einen Ruhepol in sich selbst zu finden, um sich nicht zu verlieren. Verwirrungen und erdrückende Lebenssituationen fordern, nicht einfach ertragen, sondern verändert zu werden.

> Krank sein ist ein Signal! Ein Alarmzeichen, das zeigt, daß es dringend an der Zeit ist, sich um sich selbst zu kümmern, wenn man nicht mit der ständigen Einnahme von Medikamenten und der Verabreichung von Spritzen leben oder gar auf dem Operationstisch enden will.

Deshalb beginnen Sie schon heute mit einer kleinen Veränderung, indem Sie dieses Buch lesen. Sie sagen ja zu einem selbstbestimmten Leben, dessen Motor die Weiterentwicklung ist. Einblick in die eigenen Funktionen zu nehmen bedeutet, den Weg der Gesundheit zu beschreiten. eigene Funktionen

Über Gesundheit zu sprechen liegt voll im Trend, aber alle Postulate und diktatorische Maßnahmen bleiben oft auf der Strecke, oder sie werden missionarisch ernst genommen.

Besser als das Wort »gesund« finde ich »wohltuend«, denn daran erkennen wir eine Verbindung zu uns selbst. Denn wer sollte sich schon etwas »antun«, wenn das Wohlbefinden danach schlechter ist?

Fangen Sie deshalb immer bei Ihrem eigenen Gefühl an. Alles, und zwar wirklich alles, sollte immer aus Ihrer eigenen Quelle, ihrem eigenen Antrieb entspringen, dann schöpfen Sie aus der Unendlichkeit des Tao.

*»Seid euer eigenes Licht,*
*seid eure eigene Zuversicht,*
*haltet euch an die Wahrheit in euch selbst*
*als das einzige Licht«*

Buddha

# Das Energiemodell der Traditionellen, Chinesischen Medizin

*Denn Sein und Nichtsein erzeugen einander.*
*Schwer und Leicht vollenden einander.*
*Lang und Kurz gestalten einander.*
*Hoch und Tief verkehren einander.*
*Stimme und Ton sich vermählen einander.*
*Vorher und Nachher folgen einander.*

Lao Tse, Tao te king

## Tao – das allumfassende Prinzip

Das Tao* ist einer der wichtigsten Begriffe in der chinesischen Philo-
sophiegeschichte, er ist Jahrtausende alt und entstand aus Beobach-
tung und Erfahrung. Denn die Menschen in der Antike beobachteten
stets die Natur, den Wechsel von Tag und Nacht, die Blütezeiten der
Pflanzen, die Jahreszeiten, den Lauf der Sterne, erforschten die Tiere
und auch den Menschen mit seinen Gefühlen und Erscheinungen –
all die natureigenen Gesetzmäßigkeiten. Man trennte noch nicht zwischen Materie und Nicht-Materie, jede einzelne Erkenntnis fügte sich
in das Ganze ein. Die Welt wurde ganzheitlich wahrgenommen als
Zusammenspiel der Naturkräfte mit den geistigen und körperlichen
Phänomenen des Menschen (z.B. neue Impulse im Frühling oder
Rückzug im Herbst).

Das Tao ist das Alles und das Nichts. Es ist das Eine, das Allumfas-
sende, aus dem alles geboren wird und in das alles wieder zurück-
kehrt. Es ist das der Welt zugrunde liegende Prinzip. Es ist die Ordnung der Natur, aus der sich Gesetzmäßigkeiten ablesen lassen. Es
ist das Dauernde, das Unvergängliche, das, was ist. Das Tao ist ohne
Anfang und ohne Ende. Es bestand vor Himmel und Erde und wird
ewig existieren.

Das Tao ist keine Religion, sondern eine Lebensphilosophie oder
Wissenschaft des Lebens. Die Chinesen erklärten sich die Welt nicht
als Schöpfung eines Gottes, sondern als Ausdruck einer inneren Ge-

**Tao**

**Der Welt
zugrunde
liegendes
Prinzip**

**Lebens-
philosophie**

---

\* korrekt eigentlich »Dao«, im folgenden wird jedoch die im Deutschen üblichere
Form »Tao« verwendet

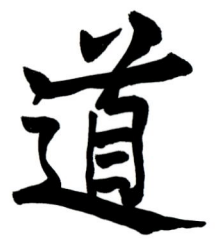

*Abb. 1:*
*Das chinesische*
*Schriftzeichen*
*für Tao*

setzmäßigkeit, die sie das Tao nannten. Leben wir mit dem Tao, sind wir im Einklang mit der Natur und ihren vielfältigen Ausdrucksformen.

Das chinesische Schriftzeichen für Tao hat viele Bedeutungen. Eine davon lautet »der Weg«. Das Tao zeigt uns den Weg, den wir in unserem Leben einschlagen können: Ein Leben mit der Natur und nicht gegen sie.

Denn wer dem Weg der Natur folgt, ist in Bewegung, im Fluß, in Harmonie und im Gleichgewicht mit dem Tao.

Der Mensch ist Bestandteil der Natur. Und da sich die Natur in einem ständigen Wandel befindet, durchläuft auch der Mensch verschiedene Entwicklungsphasen in seinem Leben – angefangen mit der Geburt und dem Wachstum, über die »Blütezeit« und die Reifung bis hin zur »Erntezeit« und zum Tod. Mit dem Tod aber entsteht durch Geburt neues Leben. Im Kreis des Tao ist alles in ständiger Umwandlung und Bewegung.

Die Natur an sich ist wohl geordnet, erst der Mensch verursacht immer wieder Unordnung. Denn er zeigt seine widersprüchlichen Gefühle und reagiert aggressiv auf sich selbst und seine Mitmenschen. Eigenschaften wie Gier, Macht, Neid und Haß sind Möglichkeiten für Unordnung. Die innere und äußere Ordnung kann der Mensch aber nur dadurch wiederherstellen, daß er seine Energien harmonisiert. Ursprünglich haben die Menschen das allein aus eigener Kraft geschafft. Aber heute ist dieses Urwissen vielen Menschen verloren gegangen, um diese Fähigkeiten wiederzuerlangen, können Sie spezielle Übungen machen, viele Tips in ihr alltägliches Leben integrieren oder einen Experten um Hilfe bitten. Im Shiatsu geht es auch darum, seinen Bewußtseinsstand zu entwickeln und zu harmonisieren, die innere Kraft zu entwickeln und zu stärken, um die Lebensaufgaben erfüllen zu können.

**Energien harmonisieren**

Es ist der Weg der Eigenverantwortung, mit der Möglichkeit, Widersprüche zu akzeptieren und zu überwinden, um neuen Dimensionen Raum zu geben, in denen wir uns ständig weiterentwickeln können.

## Yin und Yang – die Polarität

**Polare Kräfte**

Das Tao ist die Einheit, aus der heraus ein Spannungsfeld entsteht. Polare Kräfte gehören immer zusammen, sie bedingen sich gegenseitig. Solche Polaritäten kennen Sie auch: Es gibt keinen Tag ohne die

Nacht. Himmel und Erde bilden ein Ganzes. Wer von der Frau spricht, kennt auch den Mann. Zur Hitze gehört die Kälte, zur Krankheit die Gesundheit.

In der chinesischen Philosophie heißen die polaren Kräfte Yin und Yang: Es gibt kein Yin ohne Yang und umgekehrt. Beide verkörpern das Prinzip der ständigen Wandlung und gleichzeitig der Einheit. Alles ist in fortwährendem Fluß, denn in der Welt gibt es nichts Statisches.

Das Tao und die Polarität werden auch graphisch dargestellt: Das Yin-Yang-Zeichen verdeutlicht, daß in dem einen das andere angelegt ist. Denn aus dem Ganzen, dem Tao (äußerer Kreis), entsteht die Polarität Yin und Yang (helle und dunkle Flächen). Die Flächen verdicken und verjüngen sich wie eine ständige Welle, so ist das Innere des Kreises in fortwährender Bewegung. Im Hellen gibt es einen dunklen Kreis, und im Dunklen einen hellen – denn die eine Kraft beinhaltet die andere.

In der taoistischen Betrachtungsweise liegt bei Frauen Yin außen und Yang innen. Das heißt ihre Weiblichkeit liegt außen, ihre Männlichkeit innen. Bei Männern ist es genau umgekehrt, ganz nach dem Motto »rauhe Schale, weicher Kern«. Bei ihnen liegt Yang (das männliche Prinzip) außen und Yin (das weibliche Prinzip) innen. Die Grenzen zwischen Yin und Yang sind fließend. Alles besitzt immer beide Pole, es gibt keins ohne das andere. Im Shiatsu suchen wir die Gesundheit und können damit Krankheit ausgleichen, die statisch geworden ist und nun wieder Raum zur Weiterentwicklung bekommt.

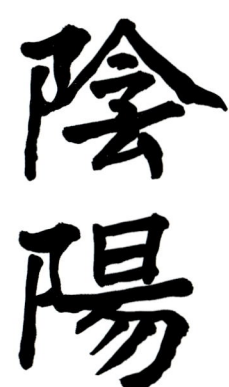

*Abb. 2 und 3:*
*Die chinesischen Schriftzeichen für Yin und Yang*

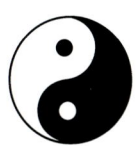

*Abb. 4:*
*Das Yin-Yang-Zeichen*

## Die Lebenskraft und die Meridiane

■ Das Tao ist das Ganze, aus dem die Polarität Yin und Yang entsteht. Das Wechselspiel dieser beiden Kräfte bringt die Lebenskraft hervor. Die Lebenskraft ist die Energie, die ständig wirkt, durchdringt, belebt und verändert. Die Lebenskraft fließt überall in der Natur, sie bewegt sich ständig. Energie wird zur Materie und schließlich wieder zu Energie. Wenn sie sich aber nicht mehr bewegt, entstehen Blockaden. Bei völligem Stillstand stellt sich dann Krankheit oder sogar der Tod ein.

■ In der chinesischen Philosophie nennt man die Lebenskraft »Qi«. Das Qi fließt in allem Existierenden. Das können Pflanzen, Tiere und Menschen sein, aber auch scheinbar leblose Dinge wie Steine.

Das Tao, die Polarität Yin und Yang sowie das Qi sind die Grund-

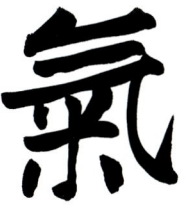

*Abb. 5:*
*Das chinesische Schriftzeichen für Qi*

**Atmungs-Qi, Nahrungs-Qi, geerbtes Qi**

lagen der Natur und der Chinesischen Medizin. Die Lebenskraft Qi teilt sich im Menschen in drei Energien auf: das Atmungs-Qi, das Nahrungs-Qi und das geerbte Qi. Nur ein gleichmäßiges Zusammenspiel dieser drei Energien bringt Ausgeglichenheit.

■ Selbst wenn Sie viel Wert auf eine gesunde und ausgeglichene Ernährung legen, kann es sein, daß Ihre Lebenskraft Qi dennoch nicht im Fluß ist. Denn Sie müssen sich ebenso um Ihr Atmungs-Qi kümmern und mit Ihrem geerbten Qi haushalten. Sonst entsteht ein Ungleichgewicht zwischen den drei Energien, und Sie fühlen sich deshalb unwohl.

## Die Energieleitbahnen im Körper: die Meridiane

**Energie-leitbahnen**

Die Lebensenergie Qi strömt ständig durch den ganzen Körper. Die Energieleitbahnen heißen Meridiane. Sie haben nichts mit den Blutgefäßen oder Nerven zu tun, sondern sind völlig eigenständige Bahnen. Das Qi durchzieht den menschlichen Körper in diesen Bahnen, die alle Organe und Funktionen miteinander verbinden. Im besten Fall fließt die Lebenskraft Qi harmonisch durch unseren Körper. Wenn sie aber blockiert ist, werden wir unausgeglichen, unzufrieden und vielleicht sogar krank.

**Blockaden**

Ein Meridian dient als Transportstraße für die Energie des dazugehörigen Organs und versorgt es. Wenn die Energie frei in den Meridianen fließt, ist es ziemlich sicher, daß auch das Organ einwandfrei funktioniert. Entstehen aber Blockaden, beginnen die gesundheitlichen Probleme.

Spüren Sie, wie die Energie durch Ihren Körper fließt? Vor allem bei den klassischen Shiatsu-Übungen können Sie lernen, sich auf den Qi-Fluß zu konzentrieren.

Speziell ausgebildete Therapeuten spüren nicht nur ihren eigenen Energiefluß, sondern auch den ihrer Patienten. Doch diese Fähigkeit kann man erst nach jahrelanger Praxis erwerben.

Im Shiatsu werden Energien ausgeglichen, das heißt Blockaden gelöst und dadurch an anderer Stelle ein Mangel behoben.

# Gesundheit und Krankheit

In der chinesischen Medizin geht man davon aus, daß der Mensch gesund ist, wenn alle Energien in seinem Körper gleichmäßig zusammenspielen.

> **!** Wußten Sie, daß die chinesischen Ärzte früher nur dann bezahlt wurden, wenn die von ihnen betreuten Familien gesund waren?
> **●** Wenn ihre Patienten krank wurden, blieb das Honorar aus.

Eigentlich hat jeder Mensch selbst dafür zu sorgen, daß seine Energien im Gleichgewicht sind. Wenn wir mit der Natur leben (also im Kreislauf der fünf Wandlungsphasen) – und zwar auf körperlicher, geistiger und seelischer Ebene –, fühlen wir uns gesund. **energetisches Gleichgewicht**

Es gibt aber immer wieder Zeiten, in denen wir es nicht schaffen, im Einklang mit der Natur zu leben: Wir arbeiten zu viel und entspannen uns nicht genug, wir sind egoistisch und kümmern uns zu wenig um unsere Mitmenschen, oder wir verdrängen unsere Trauer und unseren Schmerz.

Jedes Ereignis hat sich schon lange zuvor angebahnt und weist darauf hin, was wir tun könnten. Wenn Sie eine Grippe bekommen, haben Sie vielleicht die Nase voll. Wer einen Unfall hat, sollte lernen, sich auszuruhen. So holt sich unser Körper durch intensive Gegenreaktionen und auf Umwegen das, was er braucht.

Wir sollten versuchen, die Energien in den Meridianen immer wieder in Gleichklang zu bringen. Hilfreich sind dabei verschiedene Gesunderhaltungsmethoden wie Tai Chi, Qi Gong und vor allem die sechs klassischen Shiatsu-Übungen, die in diesem Buch vorgestellt werden.

In der chinesischen Medizin geht man davon aus, daß eine Krankheit erst dann entsteht, wenn im Körper seit langem ein energetisches Ungleichgewicht besteht, das heißt Energien sich verschoben haben. An einer Stelle gibt es also zuviel Energie, an einer anderen dadurch zuwenig. **energetisches Ungleichgewicht**

Das von dem Meridian versorgte Organ wurde bis dahin entweder mit zu viel oder mit zu wenig Energie versorgt.

Wenn Sie es aus eigener Kraft nicht schaffen, Ihre Energien im Gleichgewicht zu halten, oder sie bereits gesundheitliche Probleme haben, sollten Sie zu einer Fachperson gehen, die naturheilkundlich präventiv arbeitet, das heißt schon im Vorfeld Energieverschiebun- **Energieverschiebungen**

gen erkennt und harmonisieren kann, sich gleichzeitig damit beschäftigt, die wirklichen Ursachen aufzuspüren, und nicht nur die Symptome behandelt. Am besten ist es, wenn Sie so früh wie möglich Hilfe suchen, damit erst gar kein Organproblem entsteht.

**!** In jedem Fall müssen Sie aber bereit sein, Ihr Leben bewußter zu gestalten. Denn der Therapeut allein kann nichts bewirken, Sie
● heilen sich immer selbst.

Eine Heilung geschieht nicht von heute auf morgen, weil auch das im Körper manifestierte Energie-Ungleichgewicht nicht in einem Tag entstanden ist. Sie müssen zudem ein wenig Geduld mit sich selbst haben: Es dauert einige Wochen, bis Sie lernen, selbstverantwortlich mit sich umzugehen. Sie müssen bei der Heilung mitarbeiten.

Viele naturheilkundlich arbeitende Menschen behandeln nur die Symptome. So verschwinden die gesundheitlichen Probleme zwar vielleicht für einige Zeit, aber oft wird eben nur das Symptom gebessert. Die Ursachen bleiben weiterhin bestehen, weil kein Lernprozeß stattgefunden hat. Es kann passieren, daß das Symptom später wieder auftaucht oder sich verschiebt. Dann haben Sie zum Beispiel keine Hautprobleme mehr, aber Sie leiden dafür unter Asthmaanfällen.

**Lernprozeß**

## Das Gesetz von Ursache und Wirkung

Die Ursache einer Krankheit ist in der chinesischen Medizin ein seit langem im Körper bestehendes energetisches Ungleichgewicht. Die Wirkung zeigt sich in Symptomen wie Rückenschmerzen, Verdauungsproblemen oder Migräne, aber die Ursache ist ein bestimmtes energetisches Muster, das diese Symptomatik hervorbringt.

Erst wenn ein Therapeut das Gesetz von Ursache und Wirkung beachtet, kann er seine Patienten bei der wirklichen Heilung unterstützen und wertvolle Hinweise geben. Bei der Suche nach der wahren Ursache für eine Krankheit ist das System der fünf Wandlungsphasen hilfreich. Denn auch wenn sich ein Symptom in einer bestimmten Wandlungsphase zeigt, hängt es auch immer mit den anderen Wandlungsphasen zusammen.

**System der fünf Wandlungsphasen**

Wenn Sie häufig unter Kopfschmerzen leiden, kann das mit einem Gallenblasen-Problem zusammenhängen. Leben Sie Ihren Zorn nicht aus? Schlucken Sie Ihre Gefühle hinunter? Machen Sie sich immer zu viele Sorgen um alles? Dann kann es sein, daß Sie zuviel Energie in der Wandlungsphase Holz haben. Ihr Therapeut wird aber auch überprüfen, in welcher Wandlungsphase Sie zu wenig Energie haben. Diese Suche kann manchmal einige Zeit dauern, denn Ihr Körper zeigt nicht immer sofort alles in der ersten Behandlung, er braucht Vertrauen, um sich öffnen zu können. Ganz behutsam können dann Schritt für Schritt die Energien ausgeglichen werden.

Eine Krankheit ist erst dann behoben, wenn das neu erlangte Energie-Gleichgewicht stabil bleibt.

# Die fünf Wandlungsphasen im Kreislauf des Lebens

*Unsere Wünsche und Ziele*
*sind Vorgefühle der Fähigkeiten,*
*die in uns liegen,*
*Vorboten desjenigen,*
*was wir zu leisten im Stande sein werden.*
*Was wir können und möchten stellt sich*
*in unserer Einbildungskraft in uns und in der Zukunft dar.*
*Wir fühlen eine Sehnsucht nach dem,*
*was wir im Stillen schon besitzen.*

Goethe

Die Taoisten trennten nicht zwischen Geist und Materie oder zwischen Gut und Böse, es existierte keine Moral. Diese kam erst mit Konfuzius. Ein jeder trug nach bestem Wissen und Gewissen zur Erhaltung und Weiterentwicklung der Allgemeinheit bei.

Verirrten sie sich in Exzessen oder disharmonischen Lebensweisen, so störten sie den Einklang der Natur, bzw. die kosmische Ordnung. Dafür bekam jeder auf seine Weise die eigene »Rechnung« präsentiert. »Denn der Lohn für Gut und Böse erfolgt so, wie der Schatten den Dingen folgt«, sagt Kan Ying P'ien.

Dann ist eine Korrektur der Lebensweise erforderlich!

Nachweislich waren die Taoisten lebenslustige Menschen, die nur vor einem Übermaß und vor Extremen warnten.

Aus dem Urprinzip des Tao entstehen Yin und Yang, und aus dieser Dualität entwickeln sich alle Naturerscheinungen. Dieses Naturgeschehen durchläuft immer wieder den gleichen Zyklus der fünf Wandlungsphasen:

**Zyklus der fünf Wandlungsphasen**

■ **HOLZ:** Im Frühling tritt die Natur mit neuer Kraft hervor, Wachstum und Ausdehnung sind jetzt die am stärksten wahrzunehmenden Energien.

■ **FEUER:** Im Sommer ist der Höhepunkt erreicht, die Natur blüht und zeigt ihre Schönheit im Überfluß.

■ **ERDE:** Im Spätsommer reifen die Früchte und das Getreide, es ist die Zeit der Ernte.

■ **METALL:** Im Herbst beginnt der Rückzug der Natur, die Blätter fallen, es ist die Zeit des Abschiednehmens von der Fülle.

■ **WASSER:** Im Winter ruht die Natur, es ist die Zeit der Stille, des Bewahrens der Energie für den Neuanfang, die Zeit zwischen Tod und Wiedergeburt.

Dieser Rhythmuswechsel der fünf Wandlungsphasen spiegelt sich auch im menschlichen Leben wider, so entsteht ein ständiger Kreislauf von Geburt, Wachstum, Blüte, Reife, Rückzug, Tod und Wiedergeburt.

**ständiger Kreislauf**

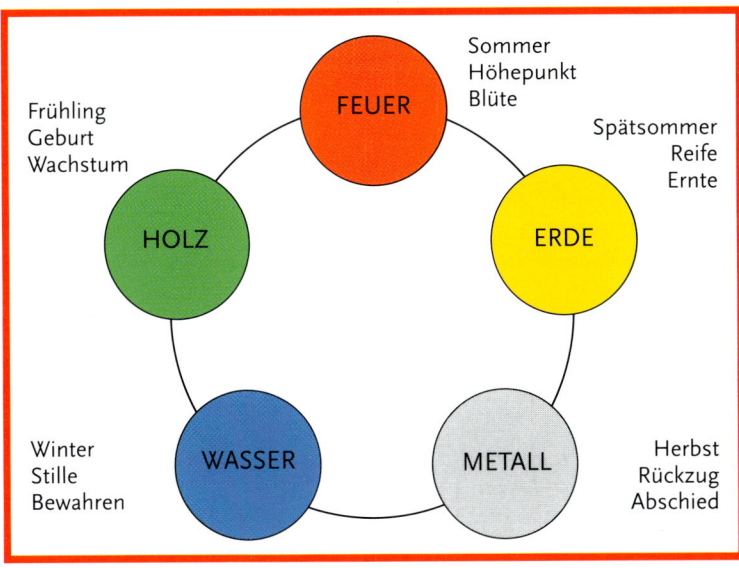

*Abb. 6: Der Kreislauf der fünf Wandlungsphasen*

In diesen Naturzyklus können Sie auch alles andere, wie Tage, Pflanzen, Tiere, Organe, Gefühle, Farben und Geschmacksrichtungen einordnen.

Nacheinander wandelt sich die Energie und durchwandert alle Stufen dieses Kreislaufs.

Jeder der fünf Wandlungsphasen besitzt ihre ganz eigene Erscheinung und Ausdrucksform, keine ist wichtiger als die andere, und nur zusammen ergeben sie ein Ganzes, den Kreislauf des Lebens in Harmonie mit der Natur.

*Abb. 7:*
*Die fünf Wandlungsphasen und ihre verschiedenen Ausdrucksformen*

| Wandlungsphase | Holz | Feuer | Erde | Metall | Wasser |
|---|---|---|---|---|---|
| Yin-Organ: | Leber | Herz/Herzkreislauf | Milz | Lunge | Niere |
| Yang-Organ: | Gallenblase | Dünndarm/ Dreifacher Erwärmer | Magen | Dickdarm | Blase |
| Funktion: | Vision, Planung, Durchführung, Verantwortung | Lebendigsein, Empfindungsfähigkeit, Selbstvertrauen | Stabilität, Sicherheit, Selbstversorgung, Nachdenken | Offenheit, Abgrenzung, Struktur, Kommunikation | Vitalität, Antrieb, Sexualität, Wille, Anpassungsfähigkeit |
| Jahreszeit: | Frühling | Sommer | Spätsommer | Herbst | Winter |
| Wetter/Klima: | Wind | Hitze | Feuchtigkeit | Trockenheit | Kälte |
| Sinnesorgan: | Auge | Zunge | Mund | Nase | Ohr |
| Sinne: | sehen | sprechen | schmecken | riechen | hören |
| Geschmack: | sauer | bitter | süß | scharf | salzig |
| Farbe: | Grün, Türkis | Rot, Rosa | Gelb, Braun | Weiß, Hellgrau | Blau, Schwarz |
| Geruch: | ranzig | verbrannt | duftend | fischig, verdorben | modrig, faulig |
| Emotion: | Ärger, Frustration, Ausdauer, Aggression | Freude, Liebe, Lust, Nervosität, Depression | Mitgefühl, Fürsorge, Vertrauen, Zweifel | Trauer, Kummer, Rückzug, Selbstmitleid | Angst, Ehrfurcht, Mut, Urvertrauen |
| Ausdruck: | schreien | lachen | singen | weinen | stöhnen |
| Blüte: | Nägel | Teint | Lippen | Körperhaar | Kopfhaar |
| Körperteile: | Muskeln, Sehnen | Blutgefäße | Fleisch, Bindegewebe | Haut | Knochen, Zähne |
| Körperflüssigkeit: | Tränen | Schweiß | Speichel | Schleim | Urin |
| Bewegung: | entfalten | wachsen, blühen | heranreifen, ernten | erfüllen | bewahren |
| Himmelsrichtung: | Osten | Süden | Mitte | Westen | Norden |
| Planeten: | Jupiter | Mars | Saturn | Venus | Merkur |

# Das Holz im Frühling

Das Holz symbolisiert den Lebensanfang, das Wachstum und den Frühling. Die Natur bringt neue Triebe ans Licht, Pflanzen und Tiere erwachen aus dem Winterschlaf.

Es ist eine Zeit neuer Herausforderungen. Wir ergreifen jetzt die Initiative zu neuen Entwicklungen.

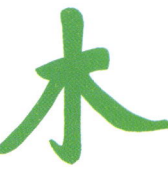

*Abb. 8: Das chinesische Schriftzeichen für Holz*

Zu dieser Zeit gehören neue Impulse, Entdeckungen, Neugierde und Kreativität, die Bildung von Visionen, neue Ideen und Gedanken, ähnlich einem Kleinkind, das die Welt erforscht und entdeckt. Gefühle wie Ausdehnung und Freiheit lassen die Welt in neuem Licht erscheinen. Wir brechen auf zu neuen Ufern. Es ist eine persönliche Weiterentwicklung der Bedürfnisse, Ziele und neuen Wege. Die Sehnsucht nach einer besseren Zukunft und deren Entfaltung erfordert Durchsetzungsvermögen. Damit ist kein Ellenbogen-Verhalten gemeint, sondern ein kraftvolles, geschmeidiges und biegsames Kreativitätspotential, um Neues entstehen zu lassen, zu bejahen und zu verfolgen. Haben wir unsere neuen Unternehmungen geplant, können wir mit der Ausführung beginnen. In der realen Umsetzung stoßen wir dann manchmal auf Schwierigkeiten, die flexibel verändert werden müssen. Es macht keinen Sinn, an nicht erfüllbaren Vorstellungen kleben zu bleiben, oder sie vehement durchsetzen zu wollen. Das führt nur zu Aggressionen, Verspannungen und gehemmter Ausdrucksmöglichkeit. Besser ist es, konstruktiv mögliche Wege zu finden, die Pläne zu realisieren.

**Lebensanfang, Wachstum und Frühling**

Dem Holz entsprechen die Organe Leber und Gallenblase. Außerdem die Sehnen, die Muskeln und die Flexibilität der Gelenke. Auch die Augen sind Ausdruck der Holzenergie, bzw. der Leber, denn wenn die Sicht getrübt ist, ist es schwierig, Lösungen zu erkennen. Stellen Sie sich vielmehr einen Menschen vor, der mit klarem Blick, kraftvoll entschlossen und verantwortungsbewußt seine Ideen in die Tat umsetzt!

**Organe Leber und Gallenblase**

## Die Leber

Jeder kennt den Ausspruch »Mir ist eine Laus über die Leber gelaufen«, was soviel bedeutet wie: Es läuft mir etwas quer, ich kann nicht so, wie ich will. Vielleicht leiden Sie unter Druck von anderen, oder Sie haben einfach anders geplant, als es sich dann entwickelt hat. Meistens sind wir dann »sauer«, schlecht gelaunt, wütend oder unterdrücken diese Gefühle und verkrampfen uns.

**Entwurf des Lebensplans**

In der chinesischen Medizin steht die Leber für den Entwurf des Lebensplans. Sie verkörpert den Visionär, das heißt sie entwickelt neue Ideen, forscht, plant und gestaltet. Sie liefert Futter für die Phantasie, kreiert, entwirft und dirigiert eigene Kompositionen vom Sinn des Lebens. Sie malt, modelliert und entwirft im »Architekturbüro unseres Seins«. Verständlicherweise läßt sie sich nicht gerne einschränken, und Druck verträgt sie überhaupt nicht, sie kann uns dann recht zornige Gefühle bescheren.

Die Leber regeneriert sich im Liegen, bei Ruhe, beim Abschalten der Gedanken und im Schlaf.

Die Erholungszeit der Leber liegt zwischen 1.00 und 3.00 Uhr nachts, und sie benötigt ausreichend ungestörten Schlaf, um einwandfrei zu funktionieren.

> Leberprobleme, z.B. durch Alkoholismus oder Medikamentensucht, sind Ausdruck eines nicht gelebten »Lebensplans«. Der Blick für Neues ist getrübt, die Kreativität ertränkt und die Handlungsfähigkeit betäubt.

## Die Gallenblase

Der Ausspruch »Mir läuft die Galle über« deutet auf einen ungeklärten Ärger hin. Tatsächlich wird die Gallenblasse bei großer Wut und heftigem Zorn in Mitleidenschaft gezogen.

**Ausführung**

Die Gallenblase ist in der Chinesischen Medizin verantwortlich für Entscheidungen, die unser Leben und unsere Zukunftspläne betreffen. Sie ist zuständig für die Ausführung und Umsetzung. Werden wir dabei eingeschränkt oder verbieten es uns selbst, entsprechend zu handeln, entstehen im Laufe der Zeit Symptome, wie z.B. häufige Kopfschmerzen, andauernde Nackensteife oder wiederkehrender Hexenschuß.

Sie wissen selbst, wie angenehm es ist, Entscheidungen zu treffen, oder Arbeit zu delegieren, um den Kopf wieder für andere Dinge frei zu haben. Übermäßig viel Kopfarbeit belastet die Gallenblasenenergie, deshalb ist es ratsam, einen körperlichen Ausgleich zu finden, um die Balance zu halten.

Gallenblasensteine sind kristallisierte Wut. Meistens sind Menschen betroffen, die sich sehr viel um andere kümmern und selbst nicht zum Zuge kommen.

Eine funktionstüchtige Gallenblase zeigt sich in einem gesunden Stoffwechsel, klarer Entscheidungs- und Handlungsfähigkeit gepaart mit Toleranz und Flexibilität.

## So erkennen Sie ein Ungleichgewicht in der Holzenergie:

■ Fühlen Sie sich träge und entscheidungsschwach?

■ Sind Sie oft gereizt, aggressiv oder jähzornig?

■ Fühlen Sie sich unterdrückt, machtlos oder abhängig?

■ Sind Sie immer beschäftigt, fühlen Sie sich getrieben und ist Ihr Verhalten sehr leistungsorientiert?

■ Fühlen Sie sich ziellos und haben keine Kraft, Neues auszuprobieren?

■ Sind Sie an Weiterentwicklung nicht interessiert und bleiben lieber im alten Trott?

■ Sind Sie meistens angespannt, und fühlt sich Ihr Körper steif an?

■ Bewegen Sie sich hölzern oder knirschen Ihre Gelenke?

■ Haben Sie häufig Kopfschmerzen oder Migräne?

■ Haben Sie Augenprobleme und ist Ihre Sehfähigkeit eingeschränkt?

Der Höhepunkt einer Holzdisharmonie drückt sich in den Autoaggressionskrankheiten aus, z.B. Polyarthritis oder Krebs. Der Kranke ist dann nicht mehr fähig, sich nach außen auszudehnen, deshalb wuchern und reagieren die Zellen im Inneren seines Körpers.

## So harmonisieren Sie Ihre Holzenergie:

■ Sind Sie damit zufrieden, was Sie aus Ihrem Leben machen? Haben Sie sich kurzfristige und langfristige Ziele gesetzt?

■ Haben Sie einen kreativen Beruf oder ein Hobby, das Sie begeistert?

■ Um dem Alltagstrott zu entfliehen, sollten Sie immer wieder mal etwas Neues ausprobieren. Ändern Sie die Dinge, die Sie schon lange ärgern oder nerven!

■ Suchen Sie sich Bekannte und Freunde, die ähnliche Ziele haben wie Sie selbst. Dann motivieren Sie sich gegenseitig, und alles geht viel leichter und schneller.

■ Haben Sie sich über jemanden geärgert? Dann schlucken Sie Ihren Ärger nicht herunter, sondern atmen Sie einige Male tief durch und sprechen den anderen freundlich aber bestimmt auf die mißliche Situation an. Nur wenn Sie sich ausdrücken, werden Sie wieder frei, um die nächsten Schritte zu entscheiden.

■ Essen Sie nicht zuviel Saures!

■ Beobachten Sie einige Zeit Ihren Alkoholkonsum. Sollten Sie täglich etwas trinken, probieren Sie alkoholfreie Tage aus.

■ Wie viel bewegen Sie sich? Treiben Sie Sport oder sitzen Sie meistens? Versuchen Sie, sich täglich zu bewegen (Übungen, Spaziergang, Einkaufen gehen).

■ Wenn Sie viel vor dem Bildschirm sitzen, dann legen Sie immer wieder kurze Pausen mit Augenübungen ein.

■ Achten Sie auf genügend Entspannung, niemand kann auf Dauer immer nur angespannt sein!

## Das Feuer im Sommer

*Abb. 9: Das chinesische Schriftzeichen für Feuer*

**Wärme, Licht, Sonne und Blühen**

Das offene Feuer begegnet uns nur noch sehr selten. Heutzutage haben viele technische Geräte die Funktionen des Feuers übernommen. Doch die Platte eines Elektroherdes gibt natürlich eine andere Energie ab als ein Grillfeuer, und die Gasetagenheizung ist lange nicht so behaglich wie der offene Kamin. Wenn wir am Kamin- oder Lagerfeuer sitzen oder eine Kerze anzünden, denken wir kaum noch an die Gefahr, die vom Feuer ausgehen kann, sondern reagieren mit ganz anderen Gefühlen: Uns wird »warm ums Herz«, wir werden besinnlich und romantisch.

Das Feuer steht in der chinesischen Medizin für die Wärme, das Licht, die Sonne und das Blühen im Sommer. Die Freude, die Liebe und das Miteinander sind Ausdruck des Feuers. Wir kennen alle die Redewendungen: Für jemanden durchs Feuer gehen, für etwas Feuer und Flamme sein oder darauf brennen, etwas zu erfahren.

Feurig sein bedeutet, das Leben aufregend zu finden. Das Feuer verbinden wir mit sprühenden Funken, der Freude am Leben, menschlicher Wärme, mit Lachen und Glücklichsein. Menschen, die lieben, haben leuchtende Augen und eine glühende Ausstrahlung. Wenn die Feuerenergie ausgeglichen ist, haben Sie wahrscheinlich gute Beziehungen zu Partnern, Freunden und Kollegen, Sie können klar denken und sich verständlich ausdrücken. Sie sind glücklich, selbstbewußt und haben Freude am Leben und an der Liebe.

Die Organe des Feuers sind das Herz und der Dünndarm. Außerdem gibt es noch zwei Regelsysteme zur Ergänzung des Feuers: Das Herz-Kreislauf-System und den Dreifachen Erwärmer.

**Organe Herz und Dünndarm**

## Das Herz

»Man sieht nur mit dem Herzen gut, das Wesentliche ist für die Augen unsichtbar.« Antoine de Saint-Exupéry in »Der kleine Prinz«.

Unsere Alltagssprache weist darauf hin, daß das Herz Sitz unserer Gefühle ist. Es kann vor Angst im Halse schlagen, oder es schlägt vor Freude höher. Auch bei Liebesgefühlen, Sorgen oder Erleichterung wird es uns warm, schwer bzw. leicht ums Herz. Etwas nur halbherzig machen bedeutet, daß wir nicht wirklich mit voller Überzeugung dabei sind.

**Sitz unserer Gefühle**

Normalerweise nehmen wir unser Herz und unseren Herzschlag nicht wahr. Hören oder spüren wir unser Herz, haben wir uns körperlich sehr angestrengt, sind überaus erregt, außer uns vor Freude oder werden krank.

In der chinesischen Medizin ist das Herz die oberste Leitung der Organe, das Zentrum unseres Bewußtseins und unserer Persönlichkeit.

Wußten Sie, daß das Herz das einzige Organ ist, das keinen Krebs bekommen kann?

Das Herz nimmt den Geist, die göttliche Eingebung auf und beherbergt sie. Dieser Geist, die Psyche des Herzens wird Shen genannt. Shen ist unser ureigenes Selbst, die Essenz unseres Herzens. Es ist die Fähigkeit, uns selbst zu empfinden und in die Umwelt zu integrieren. Shen, der Geist des Feuers, ist unser Lebensfeuer. Es ist die geistige Vitalität im menschlichen Körper und das Tao unseres Selbst. In Kontakt mit Shen zu sein heißt, sich klar und lebendig zu fühlen.

**Shen**

In der chinesischen Literatur heißt es:

»Das Herz regiert die Zunge«. Denn über die Sprache kommt unser Feuer zum Ausdruck. Unsere Wahrnehmung der Welt (Töne des Lebens) dringt in unser Inneres und gelangt über die Sprache wieder nach außen.

Das Herz reguliert den Fluß des Blutes und kommuniziert darüber mit allen anderen Organen. Es verkörpert also den Mechanismus, der die inneren und äußeren Reize an unsere Lebensbedingungen anpaßt, sowohl auf physischer als auch auf psychischer Ebene.

## Der Dünndarm

**Sortieren** Die Funktion des Dünndarms ist das Sortieren. Körperlich sortiert er den Nahrungsbrei nach Reinem und Unreinem und entscheidet, welche Nährstoffe in die Milz gelangen und welche Abfallstoffe in den Dickdarm weitergeleitet werden.

Auch auf geistiger Ebene sortiert der Dünndarm nach wichtig und unwichtig, Sie kennen das z.B. vom Lesen eines Buches: Manche Passagen merken Sie sich, andere vergessen Sie wieder, und manchmal stellen Sie auch fest, wenn Sie das Buch nach einiger Zeit noch mal lesen, daß Ihnen ganz andere Sätze auffallen, denn Sie haben sich inzwischen weiterentwickelt.

Der Dünndarm sortiert auch Gefühle. Fühlen Sie sich in Ihrer jetzigen Lebenssituation wohl, oder würden Sie gerne etwas ändern? Haben Sie befriedigende Beziehungen? Wie gehen Sie mit Ihren Gefühlen um? Zeigen Sie Ihre Gefühle oder behalten Sie sie lieber für sich? Wer seine Gefühle immer zurückhält, kann sie nicht richtig sortieren, und sie werden nicht eindeutig.

> Bei allen größeren Lebensveränderungen wie Partner- oder Berufswechsel, bei Ortsveränderungen oder seelischen Umbrüchen wird die Energie des Dünndarms gefordert. Wenn Sie vor problematischen Entscheidungen stehen, fangen Sie sofort mit dem Sortieren an und »misten« Sie gründlich aus, danach wird es Ihnen viel besser gehen.

## Das Herz-Kreislauf-System

Der Ausdruck »etwas oder jemanden nicht an sich ranlassen« spiegelt die Funktion des Herz-Kreislauf-Systems wider. Es fungiert als Puffer vor dem Herzen, um vor überstarken Energien oder emotionalen Attacken geschützt zu sein. So werden die einströmenden Emotionen gebremst, bevor sie zum Herzen gelangen.

**Schutzschild des Herzens** In der chinesischen Medizin nennt man das Herz-Kreislauf-System den Beschützer, Bewacher oder Schutzschild des Herzens. Es wird auch dem Perikard, der Herzhülle, zugeordnet. Dieses System setzt unsere emotionalen Grenzen. Ein klares Nein sagen zu können, sich selbst zu behaupten, wenn es die Situation erfordert, ist die Basis für eigene Klarheit, nur dann werden Sie von anderen richtig wahrgenommen und verstanden.

Das Herz-Kreislauf-System verteilt unser Blut im gesamten Körper,

es beeinflußt den Blutdruck und die Information der Organe unter-
einander.

Funktioniert dieses ausgleichende System, sind Sie ein herzlicher
Mensch, der Zärtlichkeit und Liebe geben und empfangen kann ohne abhängig zu sein.

## Der Dreifache Erwärmer

In der westlichen Medizin kennt man den Dreifachen Erwärmer
nicht. In der Chinesischen Medizin ist dies ein System, das die Energieverteilung im gesamten Körper reguliert und damit den Wärme-
haushalt ausgleicht. Der Dreifache Erwärmer leitet das Immunsystem und schützt den Körper vor äußeren krankmachenden
Attacken. Der Dreifache Erwärmer arbeitet auf drei Ebenen:

*Energie-
verteilung*

| Dreifacher Erwärmer | Ort | Organe | Arbeitsweise |
|---|---|---|---|
| oberer Erwärmer | Brustraum | Lunge, Herz | Aufnahme und Verteilung von Atem-Qi aus der Luft |
| mittlerer Erwärmer | Bauchraum | Magen, Milz, Dünndarm, Leber, Gallen-blase | Entnahme des Nahrungs-Qi aus den Lebensmitteln |
| unterer Erwärmer | Beckenraum | Niere, Blase, Geschlechts-organe, Dick-darm | Bewahren und Abgeben des geerbten Qi |

*Abb. 10:
Der Dreifache
Erwärmer*

Ein ausgeglichen funktionierender Dreifacher Erwärmer behält die
im Menschen miteinander kooperierenden Ebenen im Überblick.
Die Energie ist gleichmäßig verteilt, das Zusammenspiel der Organe
ist harmonisch, und der Mensch erfreut sich bester Gesundheit.

So verursachen Sie ein Ungleichgewicht:

Den oberen Erwärmer schwächen Sie, wenn Sie viel rauchen oder
sich lange in schlechter Luft aufhalten (z.B. Abgase, dicke Raumluft).

Den mittleren Erwärmer schädigen Sie, wenn Sie sich vor allem
von denaturierten Lebensmitteln ernähren. Dazu gehören Fast Food,

Konserven, Tiefkühlkost, Fertiggerichte, eingeschweißte Nahrungsmittel und Kantinenessen.

Den unteren Erwärmer beeinträchtigen Sie in seiner Arbeit, wenn Sie nachts zu wenig schlafen oder von Drogen oder Psychopharmaka abhängig sind. Sie erschöpfen ihn auch, wenn Sie Ihre Sexualität zu exzessiv oder in alkoholisiertem Zustand ausleben.

> Wenn alle drei Ebenen ausgeglichen zusammenarbeiten, haben Sie genügend Energie, um Ihr Leben kraftvoll, selbstbewußt und in Eigenverantwortung zu führen.

## So erkennen Sie ein Ungleichgewicht in der Feuerenergie:

■ Lieben Sie die Hitze, oder vertragen Sie sie nicht?

■ Wie sieht Ihr Selbstvertrauen aus?

■ Sind Sie oft unglücklich, schüchtern oder einsam?

■ Haben Sie Freunde, denen Sie sich anvertrauen?

■ Sind Sie nervös und ungeduldig?

■ Leiden Sie unter Schlaflosigkeit?

■ Wissen Sie, was Ihnen wirklich guttut und verwöhnen oder belohnen Sie sich ab und zu selbst?

■ Gibt es mit Freunden, Partnern oder der Familie ständig Probleme?

■ Haben Sie Konzentrationsstörungen?

■ Haben Sie Sprachprobleme (z.B. Lispeln, Stottern, unklares oder unverständliches Reden)?

■ Sind Sie als Vielredner bekannt?

■ Leiden Sie unter Auswirkungen eines Schocks?

■ Lieben Sie zu sehr, oder sagt man Ihnen Gefühlskälte nach?

■ Haben Sie Herzrhythmusstörungen oder Blutdruckschwankungen?

■ Fällt es Ihnen schwer zu entscheiden, welche Dinge gut oder schlecht für Sie sind?

■ Können Sie sich klar und verständlich vermitteln, oder ziehen Sie es vor, in gewissen Situationen nichts zu sagen?

Wenn wir die Sprache des Herzens verloren haben, revoltieren wir gegen Shen, unser inneres Selbst. Körperlich, geistig und seelisch entsteht Chaos, wenn wir den Kontakt zu unserem fühlenden Kern nicht mehr spüren.

Wenn wir negative Gefühle unterdrücken, werden wir depressiv. Erst wenn wir alle Gefühle annehmen und auch den Schmerz und die Trauer nicht umgehen, können wir unser volles Potential entfalten.

## So harmonisieren Sie Ihre Feuerenergie:

■ Wann waren Sie das letzte Mal so richtig glücklich? Haben Sie heute schon herzhaft gelacht?

■ Gönnen Sie sich etwas Schönes, das Sie glücklich macht, verwöhnen Sie sich immer mal wieder.

■ Treffen Sie sich in Ihrer Freizeit möglichst oft mit Menschen, mit denen Sie gern lachen und mit denen Sie sich verbunden fühlen. Seien Sie ehrlich zu sich, und halten Sie nicht um jeden Preis an der Konvention fest, daß auf jede Einladung eine Gegeneinladung folgen muß.

■ Legen Sie schwungvolle Musik mit kräftigem Rhythmus auf, und tanzen Sie drauf los, ohne sich an irgendwelche Schrittfolgen oder vorgeschriebenen Bewegungen zu halten.

■ Trommeln Sie, oder spielen Sie ein anderes Instrument. Improvisieren Sie, und probieren Sie musikalisch alles aus. Sie können auch nach Herzenslust trällern, pfeifen oder singen.

■ Nehmen Sie sich ein großes Blatt Papier, und malen Sie in bunten Farben großzügige Formen und Figuren. Lassen Sie Ihrer Phantasie freien Lauf, und kümmern Sie sich nicht darum, was andere wohl zu Ihrem Werk sagen würden.

■ Spielen Sie mit Kindern, und lassen Sie sich von deren Lebensfreude anstecken.

■ Machen Sie anderen eine Freude, ohne eine Gegenleistung zu erwarten.

■ Beschäftigen Sie sich mit den Fragen »Wer bin ich?« und »Wie stehe ich zu mir selbst?«. Denken Sie darüber nach, was für Sie wirklich wichtig ist und was Sie berührt.

■ Lösen Sie sich von Menschen, die Ihnen seelisch schaden.

■ Lieben Sie sich und andere ohne Vorurteile und Werteskala, einfach mit dem Herzen.

## Die Erde im Spätsommer

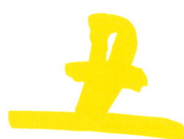

*Abb. 11: Das chinesische Schriftzeichen für Erde*

Wann haben Sie das letzte Mal in der Erde gebuddelt? Wie lange ist es her, daß Sie barfuß durch den Sand gelaufen sind? Wahrscheinlich erinnern Sie sich jetzt an einen Urlaub, in dem Sie wandern waren oder den Sie am Meer verbracht haben. Denn die meisten Stadtmenschen haben kaum noch Kontakt zur Erde. Einen Garten kann nicht jeder sein eigen nennen, und so reduziert sich unser Bezug zur Erde manchmal nur auf das Umtopfen der Zimmerpflanzen oder Balkonblumen.

Schon als Kinder haben viele von uns nicht mehr in der freien Natur gespielt, sondern waren angewiesen auf Sandkästen, Spielplätze, Fußballfelder und Parks. Für den Stadtmenschen ist es manchmal ein weiter Weg bis in den nächsten Wald, denn jedes Fleckchen Erde wird genutzt und bebaut. Und auch nicht jeder, der auf dem Lande lebt, spürt ständig den Boden unter den Füßen: Die meiste Zeit tragen wir Strümpfe und Schuhe, die uns das Element Erde nicht mehr direkt spüren lassen.

Die Erde kann uns aber auch bedrohen – etwa als Sandsturm, als Geröll-Lawine oder als heiße Lava, die ganze Landstriche unter sich begräbt.

Viele Menschen haben heutzutage Probleme mit der Erdenergie. Wir sind nicht mehr »geerdet«, beachten kaum unsere Füße, und betrachten das Denken im Kopf als das Wichtigste im Leben. Außerdem verschmutzen wir unsere Umwelt zunehmend und bringen damit unseren Lebensplaneten selbst aus dem Gleichgewicht. Redewendungen wie geerdet sein, heimatlos sein, den Boden unter den Füßen verlieren, wir stehen mit beiden Beinen fest auf der Erde, wir sind fest verwurzelt, zeigen die enge Verbindung zur Erde. Wenn wir uns um die Basis des Lebens bringen, können wir auch selbst nicht mehr existieren. Denn wir zerstören unsere Lebensgrundlage.

**Organe Milz und Magen**

Die Chinesische Medizin verbindet unsere Erdenergien mit der Mitte unseres Körpers. Die dazugehörigen Organe sind die Milz und der Magen. Ausdruck ist das Fleisch unseres Körpers (Binde- und Fettgewebe), das auch zeigt, wie wir für uns selbst sorgen. Es ist aber auch die Fähigkeit, für andere (Familie, Kinder, Freunde) zu sorgen.

Es geht um unseren Stand in der Welt, wie wir uns auf dieser Erde präsentieren und den Realitäten stellen. Sind wir standfest oder lassen wir uns schnell verunsichern und geben auf?

**Stabilität, Sicherheit und Zuverlässigkeit**

Die Erdenergien spiegeln unsere Stabilität, die Sicherheit im Leben und unsere Zuverlässigkeit wider. Hier zeigt sich der Sinn für die soziale Gemeinschaft, die unser Leben prägt und von der wir ein Teil sind. Empfinden wir uns selbst als stabil und gelassen, werden sich uns andere Menschen mit ihren Sorgen und Nöten anvertrauen. Hier können wir mit Anteilnahme und Mitgefühl Hilfe leisten und Trost spenden. Sich geborgen, aufgefangen und zu Hause zu fühlen deutet auf ausgeglichene Erdenergien hin. Im Hier und Jetzt zu sein mit unserer Umgebung, läßt uns alles Notwendige veranlassen, damit alle Menschen versorgt sind und gemeinschaftlich die Verantwortung für die Handlungen und Taten auf dieser Erde übernehmen können. Ein Leben im Sinne der Allgemeinheit, zum Wohle der Gemeinschaft, bringt uns weg vom »Egotrip« und läßt uns notwendige und wesentliche Dinge erkennen.

## Die Milz

In der Chinesischen Medizin herrscht die Auffassung, daß die lebenswichtigen Nährstoffe zur Milz gelangen, die sie dann im Körper verteilt. Die Milz versorgt und erneuert unser Blut und sortiert die alten roten Blutkörperchen aus. Sie siebt mit ihrem Abwehrgewebe noch einmal alle Nährstoffe, bevor sie ins Blut und in die Zellen gelangen. Sie wirkt mit am mittleren Erwärmer und am Immunsystem. Besonders für Frauen ist sie von großem Wert, denn wenn sie schwanger werden, müssen sie das ungeborene Leben ernähren. Auch bei der monatlichen Menstruation wird die Milz stark gefordert.

**Verteilung der Nährstoffe und Bluterneuerung**

Eine ausgeglichene Milzenergie unterstützt uns beim Lernen, verhilft zu einem guten Erinnerungsvermögen und einem klaren, unterscheidungsfähigem Intellekt. Wir können zwischen Traum und Realität trennen und besitzen genügend Kraft, Notwendiges zu realisieren. Deshalb ist eine ausgewogene Ernährung so wichtig für unser Sein!

## Der Magen

Die Aussprüche »Du bist, was du ißt!« oder »Das schlägt mir auf den Magen!« zeigen sehr deutlich die Funktionen des Magens.

Der Magen macht unsere »Nahrung« auf den verschiedensten Ebenen »verdaulich«. Alles was wir runterschlucken, liegt als erstes im Magen. Wenn man bedenkt, was täglich alles heruntergeschluckt wird, kann man sich vorstellen, welche Toleranz er an den Tag legen muß.

So hat der Magen erst mal alles zu akzeptieren, was ihm geboten wird, er kann keine Auswahl treffen. Wie ein Gefäß sammelt er alles, was wir ihm geben. Der Magen muß mit der gesamten Realität umgehen, die wir uns »einverleiben«. Wenn er es einfach nicht mehr hinnehmen kann, schickt er das Ganze wieder postwendend nach außen.

Der Mund ist der Eingang für unsere Nahrung, und wir sollten nur das hineinlassen, was wir auch verdauen können. Am Geschmack können wir vorher erkennen, ob wir etwas schlucken wollen oder nicht. Denn was einmal im Magen liegt, muß akzeptiert, geborgen und weiterverarbeitet werden. Situationen, die einen »schalen Geschmack« hinterlassen, können wir in Zukunft vielleicht schon vorher verändern.

> Überprüfen Sie deshalb von Zeit zu Zeit, wie sich Ihre realen Situationen anfühlen, damit sich nichts »Schwerverdauliches« ansammelt.

## So erkennen Sie ein Ungleichgewicht in der Erdenergie:

■ Alle Probleme im Bereich der Nahrungsaufnahme, wie Übelkeit, Erbrechen, Magenbeschwerden, Übergewicht, Appetitlosigkeit, Magersucht und Bulimie.
■ Leiden Sie unter Menstruationsproblemen oder Unfruchtbarkeit?
■ Opfern Sie sich gerne für andere auf?
■ Haben Sie das Gefühl, nie genug zu kriegen?
■ Sind Sie unsicher, vergeßlich und chaotisch?
■ Grübeln Sie viel und drehen sich Ihre Gedanken ständig im Kreis?
■ Halten Sie zwanghaft an bestimmten Ideen fest?
■ Sind Sie übertrieben mütterlich/väterlich?
■ Essen Sie in der kalten Jahreszeit viel Rohkost, Joghurt oder Salate und frieren Sie, haben eiskalte Hände?
■ Haben Sie Heißhunger auf Süßigkeiten?
■ Machen Sie sich ständig Sorgen um andere?
■ Haben Sie oft müde Beine und schwere Füße?
■ Wissen Sie in Ihrem Leben manchmal nicht weiter?

## *So harmonisieren Sie Ihre Erdenergie:*

■ Fühlen Sie sich in Ihrem Körper zu Hause!

■ Stehen Sie mit beiden Beinen fest auf dem Boden, und lassen Sie sich durch nichts aus Ihrer Mitte bringen.

■ Achten Sie auf Ihre Ernährung und Ihre Eßgewohnheiten.

■ Sorgen Sie dafür, daß Sie sich in Ihrer Nachbarschaft, in Ihrem Haus, in Ihrer Wohnung, in Ihrem Zimmer wohl fühlen.

■ Stehen Sie zu Ihren Entscheidungen, und fühlen Sie sich für das verantwortlich, was Sie tun.

■ Pflegen Sie Ihre Füße, und gehen Sie öfters barfuß.

■ Kochen Sie gemeinsam mit Ihren Freunden, ohne besondere Etikette.

■ Suchen Sie sich Hobbys, die Ihre Gelassenheit fördern.

■ Fühlen Sie nach, ob Ihr Magen nicht schon genug beinhaltet.

■ Sorgen Sie sich um sich selbst in Ihrer eigenen Realität.

■ Besuchen Sie Menschen, bei denen Sie sich geborgen fühlen.

■ Die Zentrierübungen sind ein guter Weg, um zu Ihrer Mitte zu finden.

■ Lassen Sie sich Shiatsu geben, damit Ihre Mitte berührt wird.

■ Genießen Sie es, verwöhnt zu werden, und verwöhnen Sie auch andere!

## Das Metall im Herbst

Wir sind ständig und überall von Metall umgeben, denn es ist eine der Grundsubstanzen unserer technisierten Welt. Dem Metall entspricht in der chinesischen Medizin die Zeit des Herbstes, in der sich die Natur auf dem Rückzug befindet.

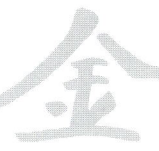

*Abb. 12: Das chinesische Schriftzeichen für Metall*

Zum Metall gehören die Organe Lunge und Dickdarm, die beide die Funktion des Aufnehmens und Abgebens haben.

Die Metallenergie beeinflußt die Strukturen in unserem Leben, wie wir mit unserer Umwelt kommunizieren. Ein ständiges Wechselspiel von innen und außen, aufnehmen und loslassen.

Eingang des Metalls in den Körper ist die Nase. Wenn wir etwas oder jemanden nicht riechen können, dann fühlen wir uns in dieser Umgebung nicht wohl, wir suchen dann »bessere Luft«, um wieder freier atmen zu können. Das Metall verkörpert unsere Leitfähigkeit, im Sinne von »durchleiten«, das heißt wie wir unsere Umgebung durch uns durchlassen. Wir nehmen auf und geben ab, wir kommen und gehen, wir begrüßen und nehmen Abschied. Die Erfahrung ist

**Organe, Lunge und Dickdarm**

dabei das Wesentliche. Es ist der Anschluß an das Leben, ohne es behalten zu können. In dieser Zeit wird uns bewußt, daß auch wir Abschied nehmen müssen, weil wir den Kreislauf des Tao nicht aufhalten können. Dadurch entsteht Trauer, denn das Loslassen des Lebens bedeutet Abschiednehmen und eine ungewisse Zukunft. Die Entwicklung von Vertrauen ist dabei sehr wichtig, denn dann erfahren wir die Trauer als einen Übergang in etwas Neues und nicht als Verlust. Wir können dann ohne Schmerz loslassen, denn die Essenz bleibt uns erhalten.

**Haut**  Unsere äußere Grenze zwischen Körper und Umwelt ist die Haut. Auch die Haut nimmt auf und gibt ab. Sie reagiert auf den Austausch von Temperaturen, Berührung, Zärtlichkeit, Wasser und Energie.

Alle Organe des Metalls, Lunge, Dickdarm, Nase und Haut, verstopfen, wenn wir viel aufnehmen und zuwenig abgeben. Umgekehrt, wenn wir wenig aufnehmen und zuviel abgeben, können wir nicht genug für uns behalten und erleiden Mangel. Wir ziehen uns dann zu sehr zurück und sind am Leben nicht mehr »angeschlossen«.

> Eine ausgeglichene Metallenergie zeigt sich in der Fähigkeit, mit dem Leben zu atmen und Stoffliches wieder abzugeben, sofern es nicht zum Wesentlichen zählt.

Es ist ein ständiges Durchlüften, Austauschen und Aufräumen, um den Organismus nicht zu vergiften. Gleichmäßiges Atmen, täglicher Stuhlgang, eine saubere, strahlende Haut sowie eine freie Nase zeigen eine gut funktionierende Metallenergie. Der Mensch ist klar strukturiert im Denken und Handeln, ordentlich, korrekt und wahrt die respektvolle Distanz.

## Die Lunge

**Atem-Qi**  Über die Lunge nehmen wir das Atem-Qi aus der Luft auf. Damit atmen wir unsere Umwelt in uns ein und verbinden uns mit ihr, wir lassen das Leben in uns hinein.

Genauso lang wie die Einatmung sollte auch die Ausatmung sein, um das verbrauchte Atem-Qi wieder abgeben zu können. Dieser Vorgang des Atmens sagt ja zum Leben, aber gleichzeitig auch zum Tod. Mit dem ersten Schrei öffnen sich unsere Lungen zum selbständigen Atmen, und mit dem letzten Atemzug hauchen wir unser körperliches, irdisches Leben wieder aus.

Es ist eine Anpassung an die jeweiligen Umstände, die uns umgeben. Wenn wir gleichmäßig atmen, sind wir im Einklang mit unserer

Umgebung. Wenn wir ungleichmäßig atmen, wie z.B. beim Asthma, ist diese Anpassung gestört. Wir atmen mehr ein, zuwenig aus und umgekehrt. Wir schaffen es nicht, uns an die Lebensumstände anzupassen, sondern träumen innerlich von etwas anderem. Wir sind dann enttäuscht, verletzt, und es bereitet uns Kummer, nicht wirklich verbunden zu sein. Wir fühlen uns dann isoliert, sind niedergeschlagen, melancholisch und ohne Hoffnung. In dieser Situation sind sofortige Übungen an der frischen Luft vonnöten, damit sich die Lunge wieder gleichmäßig füllen und leeren kann und der Austausch mit der Umgebung wieder aktiv stattfindet.

## Der Dickdarm

Seine Funktion ist das Sammeln der Abfallstoffe, die der Dünndarm bereits aussortiert hat. Er formt diese Stoffe, indem er ihnen das Wasser entzieht, das zurück in den Organismus geht. Anschließend muß er dann loslassen und diese Stoffe abgeben. Gibt er sie nicht regelmäßig ab, bilden sich giftige Verbindungen, die dann zu anderen Ausscheidungsorganen drängen. Sehr oft sind Hautprobleme mit einem ungenügend funktionierenden Dickdarm gepaart. Der Mensch kann dann nicht loslassen, denn die Angst vor der Endgültigkeit des Abgebens ist zu groß. Wir alle kennen Dinge, die wir nicht weggeben, weil wir meinen, sie vielleicht irgendwann noch einmal brauchen zu können. So sammeln sie sich an und schränken unseren Raum ein. Um Neues begrüßen zu können, müssen wir das Alte verabschieden. Der Ausspruch »Es wird erst dann zu dir kommen, wenn du es losläßt.« beschreibt diesen Mechanismus. Wenn Altes die Türen verstopft, kann das Neue nicht eintreten. Erst wenn Vergangenes verarbeitet und abtransportiert ist, können wir uns der Zukunft widmen.

Haben wir in unserem Leben keinen Platz, an den wir uns zurückziehen können, werden die Dinge buchstäblich »durchfallen«. Wir haben dann keine Möglichkeit und keinen Ort, wo wir sie sammeln, betrachten und uns von ihnen verabschieden können. Wir sind dann zerstreut, verzetteln uns, sind chaotisch und können keine Ordnung finden.

Wenn wieder Ruhe eingekehrt ist, besinnen wir uns auf das Wesentliche, um uns von Überholtem endgültig zu trennen.

*sammeln und loslassen*

## So erkennen Sie ein Ungleichgewicht in der Metallenergie:

■ Alle Atemwegserkrankungen wie Asthma, Bronchitis, Lungenentzündungen, Husten, Schnupfen und Erkältungen
■ Sorgen sie sich besonders um die Zukunft?
■ Sind Sie ausgesprochen diszipliniert, fast schon perfektionistisch?
■ Sind Sie extrem ordentlich oder schlampig?
■ Leiden Sie unter Verstopfung oder Durchfällen?
■ Fühlen Sie sich unsicher und sehr sensibel, und kann man Sie leicht enttäuschen oder verletzen?
■ Lieben Sie große Nähe zu Menschen, oder wirken Sie sehr distanziert?
■ Sind Sie überkritisch und finden immer das Haar in der Suppe?
■ Träumen Sie gerne von besseren Zeiten?
■ Weinen Sie leicht und viel?
■ Sind Sie oft verschleimt, oder haben Sie sehr trockene Haut und Schleimhäute?
■ Werten Sie schnell, haben Sie Vorurteile? Gibt es wichtige Prinzipien für Sie?
■ Sind Sicherheit und Ordnung unverzichtbar in Ihrem Leben?
■ Sind Sie skeptisch, mißtrauisch oder nachtragend?
■ Haben Sie Hautprobleme?
■ Halten Sie oft an alten Dingen fest, weil sie zu neuen kein Vertrauen besitzen?

## So harmonisieren Sie Ihre Metallenergie:

■ Lauschen Sie Ihrem Atem, und lassen Sie ihn ruhiger und tiefer werden.
■ Ordnen Sie Dinge, die Sie schon immer mal aufräumen wollten.
■ Zeigen Sie es, wenn Sie traurig sind.
■ Sagen Sie es, wenn Sie sich verletzt fühlen, damit andere entsprechend reagieren können.
■ Nehmen Sie Abschied bewußt wahr. Was geht in Ihnen dabei vor, was erleben Sie dabei?
■ Welche Kommunikationsebenen bevorzugen Sie? Probieren Sie verschiedene aus.
■ Lösen Sie sich von unklaren Gedanken, indem Sie sie aufschreiben.

■ Lüften Sie Ihre Zimmer, gehen Sie spazieren und bewegen Sie sich so häufig an der frischen Luft, wie es Ihnen möglich ist.

■ Sorgen Sie für ausreichend Pflege und Reinigung Ihres Körpers und des Organismus.

■ Lassen Sie sich vom Anblick schöner Dinge anrühren.

■ Finden Sie Beschäftigungen und Hobbys, die Sie Ihre Sorgen vergessen lassen.

■ Schenken Sie anderen Vertrauen und kritisieren Sie nicht nur herum, suchen Sie Verbindungen.

■ Lassen Sie sich von Sorglosigkeit und Offenheit anstecken.

■ Lassen Sie sich von wohlriechenden Düften betören.

## Das Wasser im Winter

70% der Erdoberfläche sind von Wasser bedeckt, auch der Mensch besteht zu 70% aus Wasser. Aus den Urtiefen des Wassers wurde das Leben geboren, ohne Wasser gäbe es auf dieser Erde kein Leben. Unbestritten ist auch die reinigende Wirkung des Wassers, z.B. nach einem arbeitsreichen Tag, wenn wir ein wohltuendes Bad zur Entspannung oder zur Erfrischung nehmen. Im Wasser wird vieles gelöst, formlos aufgenommen. Wasser besitzt große Kräfte, denn »der stete Tropfen höhlt den Stein«. Wasser ist das Anpassungsfähige, das Formlose, das Ungreifbare. Das scheinbar Schwache beinhaltet eine große Stärke, denken wir z.B. an sintflutartige Regengüsse, Überschwemmungen und Sturmfluten. Wasser ist Fließen und Tiefe, Strömen und Strudeln, Plätschern und Wellen, es ist die endlose Bewegung in und durch sich selbst.

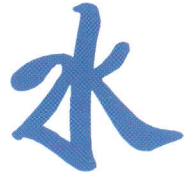

*Abb. 13: Das chinesische Schriftzeichen für Wasser*

Wasser ist ein wichtiger Informationsträger, es birgt viele Geheimnisse, die wir mit bloßem Auge nicht erkennen können, z.B. enthält in der Homöopathie die hohe Verdünnung der Urtinktur in Wasser nur noch reine Energie. Es ist das unbewußte Wissen und die Erfahrung des Wesentlichen, die am Lebensabend übrigbleibt. Das Geheimnis der Unendlichkeit und die Rückkehr zum Ursprung. Es ist der Übertritt in eine andere Dimension des Seins, wo irdische Gesetze keine Gültigkeit mehr besitzen. Ähnlich wie beim Schlafen, wo uns im Traum oft die absurdesten Situationen begegnen.

**Rückkehr zum Ursprung**

Die Wasserenergie zeigt sich in unserer Intuition, und in der Tiefe unseres Seins. Es ist die Basis unserer Existenz, auf die wir vertrauen können, unsere Willensstärke und die Antriebskraft der letzten Information, die nach dem »körperlichen« Tod bleibt.

Sexualität, Fortpflanzung und Überlebenswillen sind Ausdruck der Wasserenergie in uns. Ruhe, Erholung, die Stille und das Nichtstun führen uns in die Tiefen des Wassers. Außen herrscht scheinbarer Stillstand, wir lauschen nur noch der inneren Bewegung, wir tauchen ein in das Tao: das Mysterium des puren Seins. Wer regelmäßig meditiert, kennt diesen Zustand.

**Organe Niere und Blase**

Zur Wasserenergie gehören die Organe Niere und Blase, die Kälte, der Winter und die ruhende Natur. Der Lebensabend und die Angst vor dem Ende, vor einem endgültigen Tod. Wer die Endgültigkeit spürt, kann die Unendlichkeit entdecken.

Er wird ein weiser Mensch, reich an Erfahrung, in sich ruhend mit offenen Ohren für das Leben. Vital, mutig und mit schöpferischer Kraft bewahrt er das Wesentliche, den Ursprung, das Tao.

## Die Niere

**Gleichgewicht im Flüssigkeits-, Mineralien- und Hormonhaushalt**

Die Niere ist für das Gleichgewicht im Flüssigkeits-, Mineralien- und Hormonhaushalt zuständig. Unaufhörlich reinigt sie das Blut und läßt auch das Wasser wieder in den Körper zurückfließen. Mit den herausgefilterten Stoffen produziert sie den Harn, der an die Blase weitergeleitet wird. In den Nebennieren werden einige lebenswichtige Hormone gebildet.

Die Niere gilt in der chinesischen Medizin als »Bewahrer der Essenz«. Sie speichert unsere Erbenergie, das Jing. Das Jing verbraucht sich im Laufe des Lebens, wenn es erschöpft ist, sterben wir. Wir können es lediglich durch eine gesunde und ausgeglichene Lebensweise länger bewahren und sollten damit umgehen wie mit einem wertvollen Schatz.

Eine gut funktionierende Nierenenergie zeigt sich in kräftigen Knochen, gesunden Zähnen und schönen vollen Haaren, außerdem in einer kraftvollen, vitalen Lebensenergie und einem frischen und sauberen Organismus. Auch unsere Anpassungsfähigkeit an die Situationen des Lebens und unsere sexuelle Lust sind Ausdruck der Nierenenergie, genauso wie ein ausgeglichener Hormonhaushalt, gute Ohren und ein gleichmäßiger Rhythmus der Flüssigkeiten in Gehirn und Rückenmark.

## Die Blase

**Ausscheidungsorgan**

Die Blase ist ein Ausscheidungsorgan. Sie sammelt und entleert Urin, den sie von der Niere über die Harnleiter erhält. Sie besitzt die

Fähigkeit, Wasser zu halten und abzugeben. Die Blasenenergie fließt vor allem an der Rückseite unseres Körpers und steht damit in engem Zusammenhang mit den vielen Rücken- und Nackenverspannungen unserer Zeit. Erst wenn wir uns wieder entspannen und von Dingen freimachen, die uns festhalten, kommen wir wieder ins Gleichgewicht. Wir können uns dann wieder aufrichten und mit genügend Rückhalt dem Leben begegnen.

Im Hingeben an den Fluß der Natur lassen wir das lebensnotwendige Wasser los, um erneut frisches und lebendiges aufnehmen zu können.

**Blasenenergie fließt an der Rückseite unseres Körpers**

## So erkennen Sie ein Ungleichgewicht in der Wasserenergie:

■ Alle Nieren- und Blasenprobleme wie Entzündungen, Reizungen, Steine und Unregelmäßigkeiten

■ Alle Entzündungen der Ohren und Probleme des Hörens, wie Tinnitus, Höhrsturz, Ohrpfropf

■ Fühlen Sie sich ständig angeschoben, oder sind Sie oft erschöpft?

■ Leiden Sie unter Angstzuständen oder Furcht vor dem Tod?

■ Sind Sie oft im Rücken verkrümmt und verspannt?

■ Sind Sie ein stilles, verschlossenes Wesen?

■ Haben Sie einen überstarken oder sturen Willen?

■ Fühlen Sie sich willensschwach?

■ Sind Sie empfindlich gegen Kälte?

■ Haben Sie Hormonstörungen?

■ Leiden Sie an Impotenz und Orgasmusschwierigkeiten?

■ Haben Sie Schlafprobleme, und sind Sie chronisch müde?

■ Haben Sie schlechte Zähne?

■ Fühlen Sie sich oft aufgelöst?

■ Brechen Sie sich leicht die Knochen?

■ Haben Sie bläuliche Schatten unter den Augen?

## So harmonisieren Sie Ihre Wasserenergie:

■ Gönnen Sie sich immer wieder Ruhezeiten, in denen Sie richtig entspannen können.

■ Sorgen Sie für ausreichenden und tiefen Schlaf, der Sie sich erholen und neue Kräfte schöpfen läßt.

■ Trinken Sie sauberes, reines Wasser oder Mineralwasser.

■ Achten Sie besonders im Winter darauf, daß Sie nicht zu oft »naß« werden. Wärmen Sie Ihre Glieder eher von innen, z.B. mit einer Tasse Tee und Shiatsu-Übungen.

■ Meditations- und Imaginationsreisen sind eine große Hilfe, um einmal nach innen zu lauschen und äußerlich abzuschalten.

■ Denken Sie über den Tod nach, denn er gehört zum Kreislauf des Lebens.

■ Probieren Sie hin und wieder Ihren Mut aus, und trauen Sie sich Dinge, die Sie sich wünschen.

■ Lassen Sie sich nicht zu Sex verführen, wenn Sie eigentlich keine Lust dazu haben.

■ Besuchen Sie das Wasser (See, Fluß, Meer), beobachten Sie, was für eine tiefe Ruhe und Gleichmäßigkeit davon ausgeht.

■ Finden Sie Beschäftigungen, in denen Ihre Phantasie angesprochen wird.

■ Achten Sie auf Überforderung Ihrer Ohren, z.B. durch dauernde Lärmbelästigung.

■ Suchen Sie die Gesellschaft von Menschen, die beruhigend auf Sie wirken, damit sich Ihr Nervenkostüm entspannt.

## Zusammenfassende Gedanken

Bestimmt hatten Sie bei einigen Beschreibungen ein Aha-Erlebnis, oder Sie können jetzt zusammenfügen, was Sie bisher niemals vereinbaren konnten.

**Leitfaden durch das tägliche Leben**

Dieses aus der Natur entstandene Konzept ist ein wunderbarer Leitfaden durch das tägliche Leben. Sie können sich immer wieder neue Impulse holen, um Ihren ganz persönlichen Ausgleich zu finden. In der Praxis hat sich dieses System immer wieder bewährt.

Hüten Sie sich allerdings vor schnellen Beurteilungen, bedenken Sie, daß sich die Energien immer bewegen. Was heute gilt, kann sich morgen schon gewandelt haben. Niemand sollte eingeteilt oder festgelegt werden. Besser ist es, die Chance zur Veränderung und zur Harmonisierung zu ergreifen und weiterzugeben.

Haben Sie die Wandlungsphasen einmal verinnerlicht, können Sie kreativ damit umgehen und Ihre eigenen Entdeckungen finden und notieren.
Weiterentwicklung soll auch Spaß machen.

# Tips

■ Notieren Sie Symptome, Handlungen, Gedanken und Gefühle. Erkennen Sie einen Zusammenhang mit einer bestimmten Wandlungsphase? Versuchen Sie diese zu harmonisieren.

■ Unterhalten Sie sich mit anderen über einzelne Wandlungsphasen. Unterstützen Sie sich gegenseitig!

■ Wenn Sie eine Wandlungsphase im »Übermaß« leben, dann gehen Sie auf die Suche nach derjenigen, die Sie vernachlässigen, und beschäftigen Sie sich mit dieser ganz besonders. Sie werden erstaunt sein über die Wirkung.

■ Haben Sie Geduld, und gehen Sie feinfühlig mit sich um, Sie werden dafür belohnt werden.

# Die sechs klassischen Shiatsu-Übungen

*Auch eine Reise von tausend Meilen
beginnt mit dem ersten Schritt.*

Lao Tse

*Wenn du immer nur tust, was du schon kannst,
wirst du immer der bleiben, der du schon bist.*

Henry Ford

Unaufhörlich fließt die Lebensenergie Qi, erzeugt von Yin und Yang, durch die fünf Wandlungsphasen. Yin und Yang vereinigen sich im Menschen gleichberechtigt zu einem Ganzen, der Mensch verbindet in sich Himmel und Erde. Durch die Füße nimmt er die Energie der Erde auf, durch den Scheitelpunkt tritt die Energie des Himmels ein. Der Mensch bewegt sich dabei nach innen und nach außen. Dieser **Zyklus** Zyklus der Bewegung fließt während eines Zeitraums von 24 Stunden (ein Tag und eine Nacht) einmal durch den ganzen Körper.

## Die Organuhr

**Abb. 14:**
*Die zwölf Doppelstunden und ihre Entsprechungen*

| Uhrzeit | Organe | Charakter | Wandlungsphase |
|---------|--------|-----------|----------------|
| 3–5 Uhr | Lunge | Yin | Metall |
| 5–7 Uhr | Dickdarm | Yang | |
| 7–9 Uhr | Magen | Yang | Erde |
| 9–11 Uhr | Milz | Yin | |
| 11–13 Uhr | Herz | Yin | Feuer |
| 13–15 Uhr | Dünndarm | Yang | |
| 15–17 Uhr | Blase | Yang | Wasser |
| 17–19 Uhr | Niere | Yin | |
| 19–21 Uhr | Herz/Kreislauf | Yin | Ergänzendes Feuer |
| 21–23 Uhr | Dreifacher Erwärmer | Yang | |
| 23–1 Uhr | Gallenblase | Yang | Holz |
| 1–3 Uhr | Leber | Yin | |

Die Organuhr bestimmt die Reihenfolge, in der die sechs klassischen
Shiatsu-Übungen ausgeführt werden.

In China wird der 24-Stunden-Tag in zwölf Doppelstunden geteilt.
Die Doppelstunden haben entweder Yin- oder Yangcharakter, und jede Doppelstunde ist einem Organsystem zugeordnet. Diese Zeit um-
faßt den energetischen Höhepunkt eines Organs und dessen Meridi- **energetischer**
an. Gleichbedeutend: Das Qi dieses Organsystems ist zu dieser Zeit **Höhepunkt**
am stärksten wirksam, neues Qi kann besonders gut aufgenommen **eines Organs**
werden, und die Ausdruckskraft der jeweiligen Energie kann optimal
in Erscheinung treten.

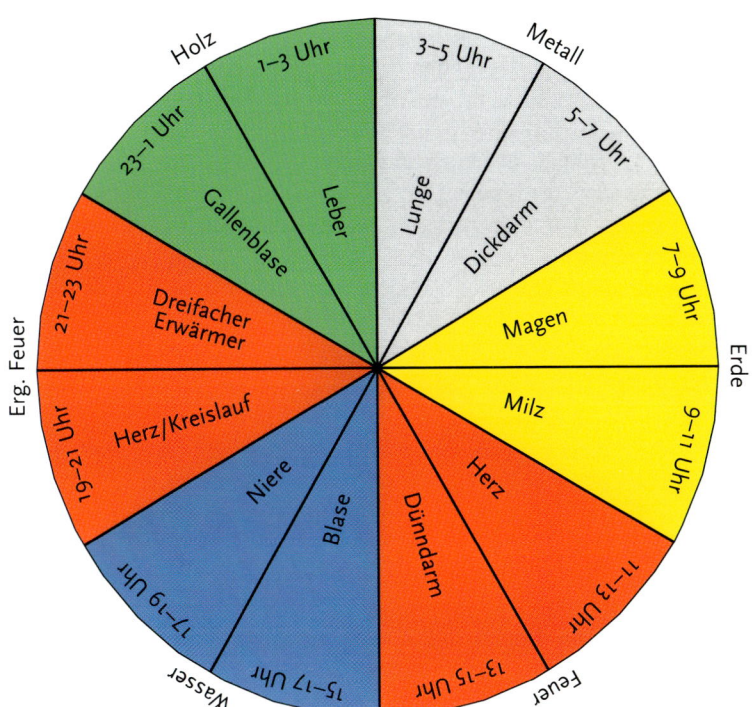

*Abb. 15:*
*Die Organuhr*

## Beispiel:

Der Beginn des Tages – zwischen drei und fünf Uhr – ist der Lunge/ dem Lungenmeridian zugeordnet. Es ist die Zeit kurz vor Sonnenaufgang, in der das Atem-Qi am reinsten in der Luft vorhanden ist. Daraus folgt, daß die Lunge zu dieser Zeit das Atem-Qi am besten aufnehmen und in den Organismus abgeben kann.

Es folgt die Zeit des Dickdarms – zwischen fünf und sieben Uhr. Er kann seinen vorbereiteten Stuhl nach außen abgeben und bereitet sich darauf vor, am Tag Neues aufzunehmen.

Die Zeit zwischen sieben und neun Uhr ist dem Magen/dem Magenmeridian zugeordnet. Der Magen hat sich über Nacht geleert, er ist aufnahmebereit und kann das Nahrungs-Qi dem mittleren Erwärmer zuführen. Viele Menschen frühstücken in dieser Zeit.

**Organuhr am eigenen Körper nachvollziehen**

Sie können versuchen, die Organuhr an Ihrem eigenen Körper nachzuvollziehen. Beobachten Sie sich und Ihren Körper und zu welcher Uhrzeit Besonderheiten auftreten. Von Bedeutung sind dabei Besonderheiten, die regelmäßig auftreten, z.B. wachen Sie immer zu einer bestimmten Zeit auf oder werden zu einer bestimmten Zeit müde. In einer bestimmten Phase können Sie sich weniger konzentrieren, Sie sind ein Nachtmensch, Sie fühlen sich morgens nicht wohl etc.

Wenn Ihnen zum Beispiel auffällt, daß Sie regelmäßig nachts zwischen drei und fünf Uhr aufwachen, können Sie anhand der Organuhr diese Phase der Lungenzeit zuordnen. In diesem Fall sollten Sie besonderen Wert auf die Metallübung legen, da die Lunge der Wandlungsphase Metall zugeordnet wird. Beobachten Sie sich, während Sie die Übung durchführen. Wie fühlen Sie sich? Treten Schwierigkeiten auf?

Machen Sie die Metallübung so oft Sie sich danach fühlen, auch getrennt von den anderen Übungen, und werden Sie aufmerksam für Ihre Lunge. Achten Sie im Alltag auf Ihre Atmung, vertiefen Sie Ihre Atmung, wenn Sie merken, daß Sie flach atmen. Sorgen Sie für frische Luft. Schlafen Sie in einem gut gelüfteten Zimmer. Wenn Sie Raucher sind, versuchen Sie, Ihren Zigarettenkonsum einzuschränken, mit der erhöhten Aufmerksamkeit für Ihre Lunge fällt Ihnen eventuell das Aufhören leichter.

Beobachten Sie weiterhin Ihren Schlaf, möglicherweise wachen Sie nach ein paar Wochen oder Monaten nicht mehr zwischen drei und fünf Uhr morgens auf, sondern genießen einen ruhigen und tiefen Schlaf.

# Was bewirken die Shiatsu-Übungen?

Während Sie die sechs klassischen Shiatsu-Übungen ausführen, beeinflussen Sie Ihre Organe und Meridiane. Die Übungen sind so angelegt, daß Sie die Meridiane dehnen, so können Energieblockaden gelöst werden, und das Qi kann wieder gleichmäßiger durch den Körper fließen. Sie brauchen den exakten Meridianverlauf nicht zu kennen, damit die Übungen wirken. Den angeregten Energiefluß spüren Sie nach den Übungen. Sie fühlen sich ausgeglichener, ruhiger oder auch beschwingt. Sie richten sich auf, halten Ihren Rücken gerader. Vielleicht atmen Sie leichter und tiefer. Vielleicht spüren Sie Wärme in Ihren Armen und Beinen. Bei den Shiatsu-Übungen kann es passieren, daß sich nicht nur entlang des entsprechenden Meridians etwas ändert, sondern auch an anderen Stellen des Körpers. Dies ist keineswegs ungewöhnlich. Es gibt keine Gesetze, was wo bei einer Übung zu passieren hat, entscheidend ist, daß überhaupt Energie in Fluß gebracht wird.

*sechs klassische Shiatsu-Übungen*

## *Die Dauer der Shiatsu-Übungen*

Die Dauer der Shiatsu-Übungen liegt ganz in Ihrem eigenen Ermessen. (Falls Sie einen Anhaltspunkt benötigen, schlage ich Anfängern vor, sich eine halbe Stunde Zeit zu nehmen, wenn Ihnen die Übungen vertraut sind 20 Minuten.) An manchen Tagen werden Sie lieber üben als an anderen. Wenn Sie mal weniger oder gar keine Lust haben, machen Sie die Übungen einfach schneller, Sie werden in fünf Minuten fertig sein. Oder Sie gönnen sich einen Tag Pause und genießen Ihre Faulheit.

*20 Minuten*

> Das Üben kann für Sie zu einer lieben Gewohnheit werden, Sie werden an den meisten Tagen Spaß daran finden und Motivation entwickeln.

## *Was Sie vor dem Üben beachten sollten*

■ Üben Sie zwischen den Mahlzeiten, Sie sollten weder ein Hungergefühl, noch einen vollen Magen haben.
■ Ziehen Sie bequeme Kleidung an. Falls Sie leicht frieren, achten Sie darauf, daß Sie sich warm anziehen.
■ Lüften Sie den Raum, aber lassen Sie es nicht zu kalt werden.

*zwischen den Mahlzeiten*

## Was Sie während des Übens beachten sollten

■ Bei den sechs klassischen Shiatsu-Übungen geht es nicht darum, Ihre Kondition zu verbessern. Jeden Tag beginnen Sie von Neuem. Wenn Sie gestern noch beweglicher waren, aber heute über einen gewissen Punkt nicht hinaus kommen, sollten Sie diese Grenze akzeptieren. Halten Sie die Position so lange es Ihnen angenehm ist und beenden Sie die Übung. Am nächsten Tag kann alles wieder anders sein.

**Grenzen langsam ausweiten**

■ Vermeiden Sie es zu wippen, um sich noch weiter dehnen zu können. Weiten Sie Ihre Grenzen langsam, nicht ruckartig aus.

■ Stellen Sie sich vor, speziell an den Gelenken von innen her durchlässig zu sein.

■ Beobachten Sie sich bei den Übungen. Schwierigkeiten bei einer oder mehreren Übungen geben Ihnen Aufschluß darüber, mit welcher Wandlungsphase Sie nicht im Einklang stehen. Führen Sie sich die Wandlungsphase nochmals vor Augen (oder lesen Sie nach), möglicherweise finden Sie einen Zusammenhang mit Ihrer momentanen Lebenssituation.

**Zusammenhang mit Ihrer momentanen Lebenssituation**

■ Fühlen Sie sich nach den Übungen frei, sich so zu verhalten, wie es Ihnen guttut. Vielleicht möchten Sie sich hinlegen und nochmals nachspüren, sich entspannen oder Sie führen Ihren Alltag weiter oder Sie haben das Bedürfnis sich aktiv zu bewegen, o.ä. ...

## Metall – für Lunge und Dickdarm

Erinnern Sie sich noch? Die Wandlungsphase Metall steht für den Herbst, den Rückzug, die Struktur und unsere »Leitfähigkeit«. Dazu gehören das Aufnehmen und Abgeben, das Loslassen, die Trauer und der Abschied.

Dem Metall sind die Organe Lunge, Dickdarm, und auch Nase und Haut zugeordnet.

## Übungsablauf

**Metallübung**

**1. Teil:**

■ Nehmen Sie einen bequemen Stand ein, die Füße hüftbreit auseinander, so wie Sie es als stabil und bequem empfinden. Haken Sie die Daumen hinter dem Rücken ineinander, dabei sind die Arme entspannt und die Handrücken zeigen zum Körper. Die Zeigefinger werden gestreckt, berühren sich nicht und die übrigen Finger werden locker zu Fäusten geballt.

■ Mit der nächsten Einatmung dehnen Sie Ihren Brustraum, indem Sie die Schultern zuerst nach hinten führen, dann die Schultern, Arme und Hände mit gestreckten Zeigefingern Richtung Boden ziehen. Gleichzeitig lassen Sie den Kopf soweit es Ihnen angenehm ist nach hinten sinken. Mit leicht geöffnetem Mund ist Ihr Blick zum Himmel gerichtet. (Was sich zunächst etwas kompliziert anhört ist in der Ausführung eine fließende Bewegung.)

Achten Sie darauf, kein Hohlkreuz zu machen, Ihr Becken bleibt aufgerichtet.

■ In dieser Stellung tief ein- und ausatmen, solange es angenehm ist. Versuchen Sie, bei jeder Ausatmung den Brustraum etwas mehr zu dehnen.

■ Mit Ihrer nächsten Ausatmung beugen Sie sich langsam nach vorne, die gestreckten Zeigefinger zeigen jetzt Richtung Himmel. Kopf und Oberkörper hängen nach unten. Die Knie bleiben gestreckt.

■ In dieser Stellung atmen Sie tief ein und aus, solange es angenehm ist. Versuchen Sie, bei jeder Ausatmung Kopf und Oberkörper weiter nach unten zu dehnen und die Schultern, Arme und Hände weiter nach oben zu ziehen.

■ Beenden Sie den ersten Teil dieser Übung, indem Sie sich mit der Einatmung langsam wieder aufrichten, die Daumen lösen und die Arme entspannt neben dem Körper hängen lassen.

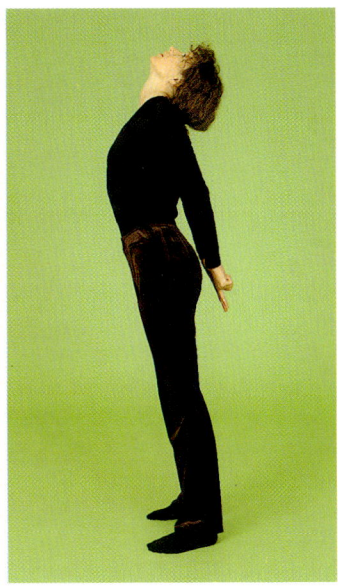
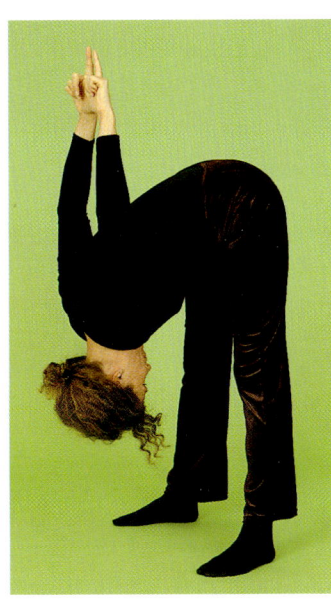

*Abb. 16 und 17: Die Metallübung wirkt positiv auf Lunge und Dickdarm*

**Metallübung**

## 2. Teil:

■ Der zweite Teil der Übung besteht darin, die Übung zu wiederholen, wobei auf folgendes zu achten ist:

■ Wechseln Sie die Position: Wenn Sie im ersten Teil der Übung die Daumen so verhakt haben, daß der rechte Daumen über dem linken Daumen liegt, verschränken Sie jetzt die Daumen anders herum. Mit dieser für Sie ungewohnten Daumenhaltung wiederholen Sie die Übung.

■ Beenden Sie die Übung, indem Sie sich mit der Einatmung langsam wieder aufrichten, die Daumen lösen und die Arme entspannt neben dem Körper hängen lassen.

> Spüren Sie nach. Was hat sich verändert?
> Wie fühlen sich die Daumen an? Wie fühlt sich der Brustraum an?
> Hat sich Ihre Atmung verändert?

## Erde – für Magen und Milz

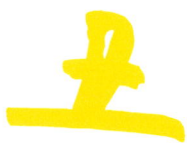

Erinnern Sie sich noch? Die Wandlungsphase Erde steht für den Spätsommer und die Ernte sowie für Stabilität, Sicherheit und unseren Stand in der Welt.

Der Erde sind die Organe Milz und Magen zugeordnet. Befinden sich Milz- und Magenenergie im Fluß, fühlen wir uns im Leben sicher und geborgen.

## *Übungsablauf*

**Erdübung**

■ Knien Sie sich auf den Boden, die Knie etwa hüftbreit voneinander entfernt, so wie Sie es als stabil und bequem empfinden. Die Fußrücken liegen flach auf dem Boden, die großen Zehen berühren sich. Setzen Sie sich auf die Fersen. Positionieren Sie die Fersen so, daß Ihr Gesäß bequem zwischen den Fersen Platz hat und Sie gut sitzen können. Die Hände liegen entspannt auf den Oberschenkeln.

■ Setzen Sie sich aufrecht hin, indem Sie die Wirbelsäule aufrichten und den Kopf in Verlängerung der Wirbelsäule halten. Ihr Blick ist nach vorne gerichtet.

■ Legen Sie Ihre Handflächen hinter sich auf den Boden, die Fingerspitzen zeigen zum Körper. Ihr Oberkörper neigt sich in dieser Haltung bereits ein wenig zurück. Winkeln Sie die Ellenbogen an, nei-

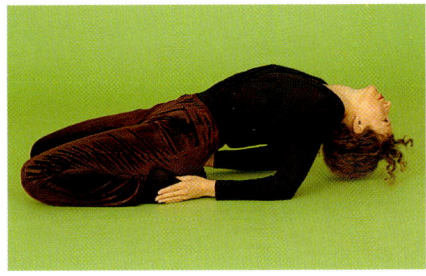

gen Sie dann Ihren Oberkörper, gestützt auf Ihre Hände und Arme, zurück, bis Sie den Boden mit Ihren Ellenbogen erreichen. Das Gesäß ruht weiterhin auf den Fersen, die Hände liegen jetzt in der Nähe der Füße. Lassen Sie den Kopf mit leicht geöffnetem Mund zurücksinken. Ihre vordere Körperseite sollte einen Bogen beschreiben.

*Abb. 18:*
*Die Erdübung*
*wirkt positiv auf*
*Magen und Milz*

(Geübte können den ganzen Oberkörper auf den Boden legen.)

**!** Sollten Sie Schwierigkeiten haben, sich seitengleich mit dem Oberkörper nach hinten zu neigen, können Sie zuerst die eine Körperseite – mit den Händen und Armen abstützend – nach hinten neigen und die andere Körperseite folgen lassen.

■ In dieser Stellung tief ein- und ausatmen, solange es angenehm ist. Versuchen Sie, bei jeder Ausatmung Ihre Vorderseite etwas mehr zu dehnen.

■ Beenden Sie die Übung, indem Sie sich langsam über die Seite hochrollen, um so zurück in den Fersensitz zu gelangen. Legen Sie die Hände entspannt auf die Oberschenkel, und richten Sie die Wirbelsäule noch einmal auf.

## Variation:

■ Wenn Sie sich gar nicht zurückneigen können, legen Sie die Handflächen hinter sich auf den Boden, die Fingerspitzen zeigen zum Körper. Heben Sie das Gesäß aus dem Fersensitz, und drücken Sie das Becken vor und hoch soweit es Ihnen möglich ist. Lassen Sie den Kopf mit leicht geöffnetem Mund zurücksinken. Ihre vordere Körperseite beschreibt nun einen Bogen.

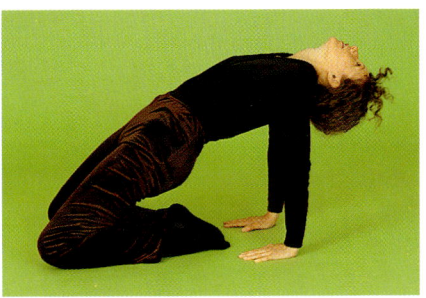

■ In dieser Stellung tief ein- und ausatmen, solange es angenehm ist. Versuchen Sie, bei jeder Ausatmung Ihre Vorderseite etwas mehr zu dehnen.

*Abb. 19:*
*Variation der*
*Erdübung*

■ Beenden Sie die Übung, indem Sie sich zurück in den Fersensitz setzen. Legen Sie die Hände entspannt auf die Oberschenkel, und richten Sie die Wirbelsäule noch einmal auf.

Spüren Sie nach. Was hat sich verändert? Spüren Sie die Dehnung in den vorderen Oberschenkeln? Ist Ihre Vorderseite »lebendiger«? Fühlt sich der Hals länger an?

**!** Anmerkung

● Die Erdübung ist eine schwierige und für viele ungewohnte Übung. Gehen Sie Schritt für Schritt vor, und geben Sie nicht auf, weil Sie meinen, nicht gelenkig genug zu sein. Spüren Sie Ihre Grenze, und erwarten Sie nicht zuviel von sich. Gehen Sie mit jeder Ausatmung weiter in die Dehnung. Nach einer Zeit wird Ihnen diese Übung leichter fallen.

## Feuer – für Herz und Dünndarm

Erinnern Sie sich noch? Die Wandlungsphase Feuer hängt eng mit unserem Lebensfeuer zusammen, sie steht für den Sommer, das Wachsen und Blühen, die Freude und Liebe sowie für das Miteinander.

Dem Feuer sind die Organe Herz und Dünndarm zugeordnet, außerdem die Zunge und die damit verbundene Sprache. Im Herz sitzt nach chinesischer Vorstellung Shen, unser ursprüngliches Sein im Sinne des Tao.

### *Übungsablauf*

**Feuerübung**  ■ Setzen Sie sich auf den Boden. Die Wirbelsäule ist gerade, der Kopf in Verlängerung der Wirbelsäule, der Blick ist nach vorne gerichtet. Legen Sie die Fußsohlen aneinander. Umfassen Sie Ihre Zehen, und ziehen Sie die Füße so nahe wie möglich an den Körper heran.

■ Entspannen Sie Ihre Leistengegend, indem Sie bewußt dorthin atmen, und lassen Sie dabei Ihre Knie immer weiter zum Boden sinken.

■ Beugen Sie sich mit geradem, entspanntem Rücken nach vorne. Stellen Sie sich dabei vor, an Ihren Ellenbogen hängen Gewichte und diese ziehen die Ellenbogen so zum Boden, daß Sie vor den Schienbeinen zu liegen kommen. Der Kopf hängt entspannt nach unten.

■ In dieser Stellung tief ein- und ausatmen, solange es angenehm ist. Bei jedem Einatmen strömt die Luft in den Bereich zwischen den Schulterblättern, bei jedem Ausatmen lassen Sie sich – von den Ellenbogen geführt – etwas mehr nach vorne sinken.

■ Beenden Sie die Übung, indem Sie sich (Wirbel für Wirbel) langsam aufrichten, bis Sie wieder in der Ausgangsposition sitzen. Strecken Sie die Beine aus. Die Hänge liegen entspannt auf den Oberschenkeln.

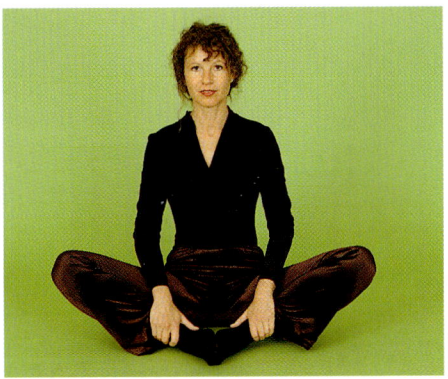

> Spüren Sie nach. Was hat sich verändert? Ist der Schulterbereich »weiter« geworden? Fühlen sich die Innenseite der Arme lebendiger an? Ist die Leistengegend durchlässiger geworden?

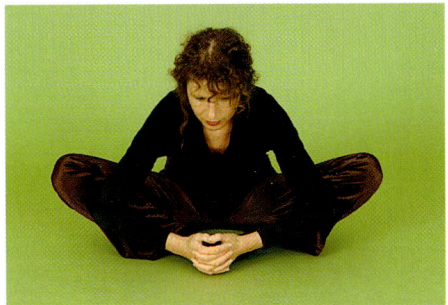

*Abb. 20 und 21: Die Feuerübung wirkt positiv auf Herz und Dünndarm*

## Wasser – für Blase und Nieren

Erinnern Sie sich noch? Die Wandlungsphase Wasser steht für den Winter, die Kälte, das Anpassungsfähige und das Formlose. Dazu gehört ebenfalls unser Antrieb, unsere Vitalität, unsere Sexualität und unsere Angst.

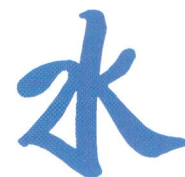

Dem Wasser sind die Organe Nieren und Blase zugeordnet, ebenfalls die Ohren und die Knochen. Die Nieren bewahren nach chinesischer Vorstellung das Jing, die geerbte Lebensenergie.

## *Übungsablauf*

■ Sie sitzen mit gestreckten Beinen auf dem Boden. Die Wirbelsäule ist gerade, und der Kopf in Verlängerung der Wirbelsäule, der Blick nach vorne gerichtet. Die Knie bleiben während der ganzen Übung gestreckt, aber nicht durchgedrückt auf dem Boden liegen. Die Hän-

Wasserübung

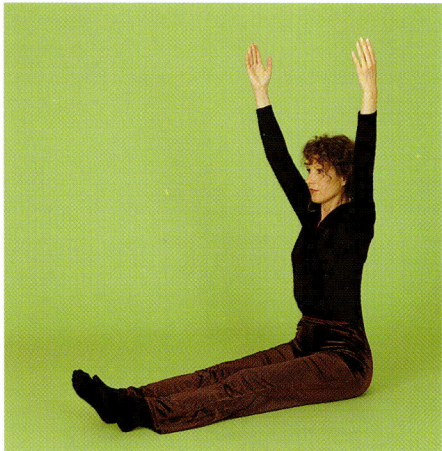

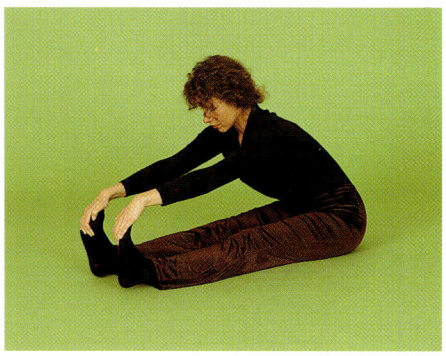

*Abb. 22 und 23: Die Wasser-übung wirkt positiv auf Blase und Nieren*

de liegen entspannt auf den Oberschenkeln.

■ Heben Sie die Arme über den Kopf, ohne die Schultern hochzuziehen, und strecken Sie Arme, Hände und Fingerspitzen Richtung Himmel.

■ Mit dem nächsten Ausatmen führen Sie langsam den gestreckten Oberkörper und die Arme in einem weiten Bogen nach vorne. Achten Sie darauf, den Rücken gerade, aber entspannt zu halten, Sie sollten möglichst nicht im Rücken abknicken und einen Buckel entstehen lassen. Es ist wichtiger, die Wirbelsäule nach vorne zu beugen als nach unten zu drücken. Sie werden trotzdem Fortschritte erzielen.

■ Wenn Sie sich soweit wie möglich nach vorne gebeugt haben, umfassen Sie die Füße oder den Teil der Beine, den Sie mühelos greifen können. Lassen Sie den Kopf entspannt hängen. Achten Sie darauf, daß die Knie am Boden bleiben.

■ In dieser Stellung tief ein- und ausatmen, solange es angenehm ist. Bei jeder Ausatmung versuchen Sie, sich sowohl nach vorne zu dehnen als auch nach unten zu sinken.

■ Beenden Sie die Übung, indem Sie sich langsam (Wirbel für Wirbel) aufrichten, bis Sie wieder in der Ausgangsposition sitzen. Die Hände liegen entspannt auf den Oberschenkeln.

Spüren Sie nach. Was hat sich verändert? Fühlen Sie sich aufrechter? Spüren Sie eine Verbindung zwischen Kreuzbein und Kopfansatz? Prickeln die Rückseiten der Beine?

# Ergänzendes Feuer – für Herz-Kreislauf und Dreifachen Erwärmer

Erinnern Sie sich noch? Das Ergänzende Feuer ist eine Erweiterung der Wandlungsphase Feuer. Das Ergänzende Feuer steht für die Zirkulation der Lebensenergie, die Schutzfunktionen und die Wärmeverteilung.

Die zugeordneten Systeme sind Herz-Kreislauf und der Dreifache Erwärmer – letzterer arbeitet auf drei Ebenen.

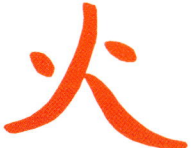

## *Übungsablauf*

**1. Teil:**

■ Setzen Sie sich im Schneidersitz auf den Boden. Die Wirbelsäule ist gerade, der Kopf in Verlängerung der Wirbelsäule, der Blick nach vorne gerichtet. Legen Sie das linke Bein an den Körper, das rechte Bein davor.

■ Drehen Sie die Handflächen Richtung Himmel und überkreuzen Sie die Arme vor dem Körper. Beachten Sie: Beim Überkreuzen ist der rechte Arm körpernah, der linke Arm körperfern. Legen Sie die rechte Hand auf das linke Knie und die linke Hand auf das rechte Knie. Die geöffneten Handflächen zeigen zum Himmel.

■ Zur Überprüfung: Körpernah befinden sich das linke Bein und der rechte Arm. Körperfern das rechte Bein und der linke Arm.

■ In dieser Stellung halten Sie Ihren Rücken gerade, aber entspannt und atmen tief ein und aus, solange es angenehm ist. Beim nächsten Ausatmen beugen Sie sich nach vorne, dabei sinkt der Kopf Richtung Boden, die Hände ziehen seitlich über die Knie hinaus, die Handflächen bleiben geöffnet.

■ In dieser Stellung tief ein- und ausatmen, solange es angenehm ist. Bei jedem Ausatmen dehnen Sie Rücken, Hüfte, Gesäß und Arme. Den Kopf lassen Sie tiefer zum Boden sinken. Ziehen Sie die

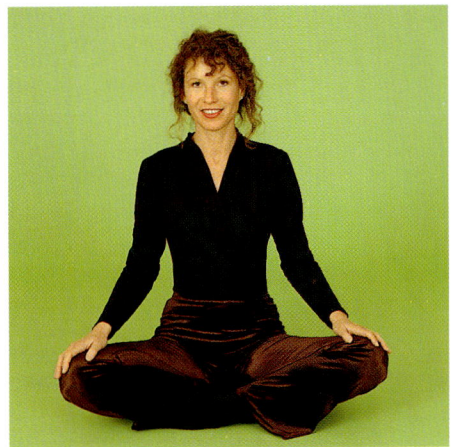

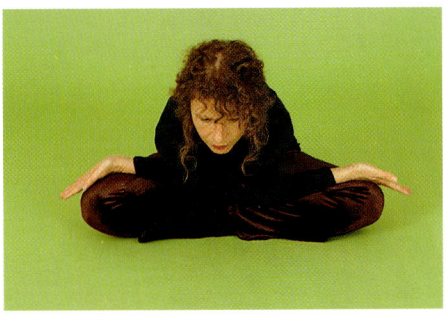

*Abb. 24 und 25: Die Übung Ergänzendes Feuer wirkt positiv auf das Herz-Kreislauf-System und den Dreifachen Erwärmer*

Hände so weit nach außen, wie es Ihnen möglich ist. Die überkreuzten Oberarme können Sie Richtung Bauch bewegen, um den Brustraum nicht zu sehr einzuengen.

■ Beenden Sie den ersten Teil dieser Übung, indem Sie sich langsam (Wirbel für Wirbel) aufrichten, bis Sie wieder in der Ausgangsposition sitzen.

**2. Teil:**

■ Der zweite Teil der Übung besteht darin, den Ablauf zu wiederholen, wobei auf folgendes zu achten ist:

**Bein- und Armpositionen wechseln**

■ Wechseln Sie die Bein- und Armpositionen. Jetzt befinden sich das rechte Bein und der linke Arm körpernah, körperfern das linke Bein und der rechte Arm. Wiederholen Sie den Übungsablauf in dieser Haltung.

■ Beenden Sie die Übung, indem Sie sich langsam aufrichten, bis Sie wieder in der Ausgangsposition sitzen.

> Spüren Sie nach. Was hat sich verändert? Sind Beine, Gesäß und Rücken besser miteinander verbunden? Wie fühlen sich die Arme und Hände an?

## Holz – für Gallenblase und Leber

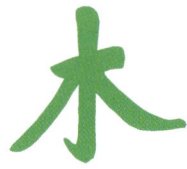

Erinnern Sie sich noch? Die Wandlungsphase Holz steht für den Frühling, das Wachsen und das Entfalten, ebenfalls für die Vision, die Planung und Durchführung. Der Ärger und unsere Verantwortung gehören zur Wandlungsphase Holz.
Dem Holz sind die Organe Leber und Gallenblase sowie die Augen, Muskeln und Sehnen zugeordnet.

### *Übungsablauf*

**Holzübung**

**1. Teil:**

■ Setzen Sie sich mit möglichst weit gegrätschten Beinen auf den Boden. Die Knie bleiben während der ganzen Übung gestreckt, aber nicht durchgedrückt auf dem Boden liegen. Die Fußgelenke sind entspannt. Die Wirbelsäule ist gerade, der Kopf in Verlängerung der Wirbelsäule und der Blick nach vorne gerichtet. Die Hände liegen entspannt auf den Oberschenkeln.

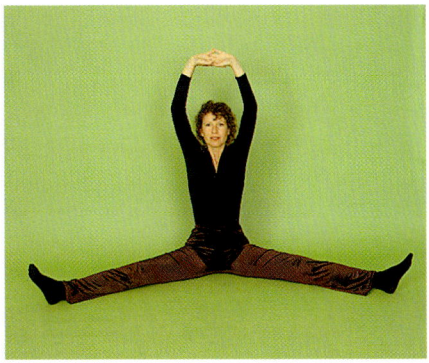
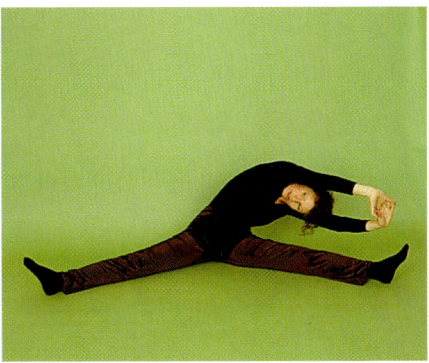

■ Heben Sie die Arme mit verschränkten Händen über den Kopf. Drehen Sie die Handflächen Richtung Himmel.

■ Beim nächsten Ausatmen drehen Sie sich – in der Taille – mit dem Oberkörper und den gestreckten Armen zu Ihrem rechten Bein. Beugen Sie sich in dieser Stellung über Ihr linkes Bein. Der Vorderkörper zeigt nach vorne, und Sie dehnen in Richtung Fuß. Achten Sie darauf, den Nacken zu entspannen. Drehen Sie Ihren Kopf nach oben, und schauen Sie unter den Arm hindurch Richtung Himmel.

■ In dieser Stellung tief ein- und ausatmen, solange es angenehm ist. Versuchen Sie, bei jeder Ausatmung die rechten Zwischenrippenräume etwas mehr zu dehnen, indem Sie bewußt in die Zwischenrippenräume atmen.

■ Beenden Sie den ersten Teil dieser Übung, indem Sie Ihren Kopf wieder nach vorne drehen und langsam in die Ausgangsposition zurückkehren. Legen Sie die Hände entspannt auf die Oberschenkel.

*Abb. 26 und 27: Die Holzübung wirkt positiv auf Gallenblase und Leber*

*Abb. 28 und 29: Beim Wiederholen die Übung gegengleich bzw. nach vorne Richtung Boden ausführen*

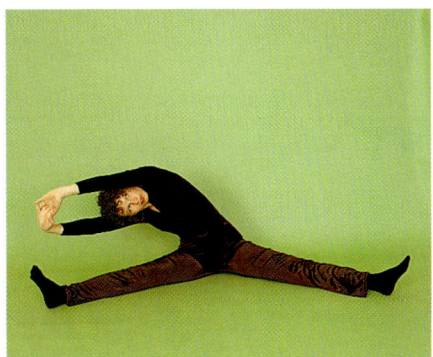
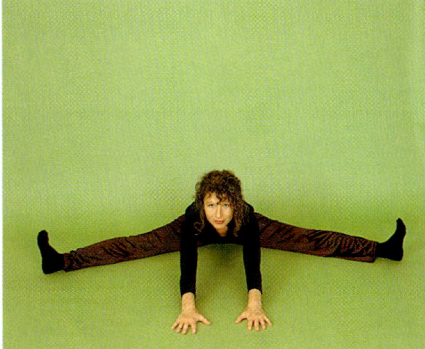

**2. Teil:**

■ Der zweite Teil der Übung besteht darin, daß Sie den Ablauf wiederholen, wobei auf folgendes zu achten ist:

■ Heben Sie die Arme mit verschränkten Händen über den Kopf. Drehen Sie die Handflächen Richtung Himmel.

■ Beim nächsten Ausatmen drehen Sie sich mit dem Oberkörper und den gestreckten Armen zu Ihrem linken Bein. Beugen Sie sich in dieser Stellung über Ihr rechtes Bein.
Wiederholen Sie den beschriebenen Ablauf auf diese Seite.

■ Beenden Sie den zweiten Teil dieser Übung, indem Sie in die Ausgangsposition zurückkehren. Legen Sie die Hände entspannt auf die Oberschenkel.

**3. Teil:**

■ Der dritte Teil der Übung wird wie folgt durchgeführt:

■ Sie sitzen weiterhin aufrecht mit möglichst weit gegrätschten Beinen auf dem Boden. Legen Sie die Handflächen vor sich auf den Boden. Bei jedem Ausatmen dehnen Sie sich mit geradem, aber entspanntem Rücken nach vorne Richtung Boden. Schieben Sie dabei die Hände immer ein wenig weiter vor, bis Ihre Arme gestreckt sind. Den Kopf lassen Sie entspannt hängen oder halten ihn gerade in Verlängerung der Wirbelsäule. Wenn Sie Ihre Grenze erreicht haben, tief ein- und ausatmen, solange es angenehm ist.

■ Beenden Sie die Übung, indem Sie sich langsam wieder aufrichten, Ihre Beine zusammenführen und ausschütteln.

> Spüren Sie nach. Was hat sich verändert? Haben Sie den Eindruck, Ihre Körperseiten sind länger? Ist der Kopf leichter? Fühlt sich der Hals länger an?

## Allgemeines zu den Übungen

**Schwierig-keiten**

■ Es kann sein, daß bei einer oder mehreren Übungen Schwierigkeiten auftreten. Lassen Sie diese Übung nicht weg, sondern fühlen Sie sich ganz besonders in den Bewegungsablauf hinein. Nehmen Sie sich mehr Zeit für die Haltung, atmen Sie noch bewußter.

■ Fällt Ihnen eine Übung besonders leicht, freuen Sie sich darüber, es zeigt, daß die entsprechende Wandlungsphase und die dazugehörige Energie wahrscheinlich im Gleichgewicht sind. Machen Sie diese Übung nicht häufiger als die anderen. Ziel ist es, alle Wandlungsphasen in der richtigen Reihenfolge gleichwertig zu durchlaufen.

■ Prägen Sie sich die Reihenfolge der sechs klassischen Übungen gut ein. Sollten Sie sich dennoch vertun, was am Anfang passieren kann, holen Sie die übersprungene Übung nach, halten Sie dann die richtige Reihenfolge ein, obwohl Sie die folgenden Übungen vielleicht zum Teil schon ausgeführt haben. Wenn Sie z.B. die Erdübung weggelassen haben und gleich zur Feuerübung übergegangen sind, holen Sie die Erdübung nach und wiederholen Sie anschließend noch einmal die Feuerübung. So gewährleisten Sie den richtigen Energiefluß.

*Reihenfolge der sechs klassischen Übungen*

Mit den Shiatsu-Übungen können Sie jeden Tag Ihre Selbstheilungskräfte aktivieren, um gesund zu werden und zu bleiben. Ihr Körper wird sich nebenbei sehr zum Vorteil verändern. Also starten Sie jetzt, viel Spaß dabei!

*Selbstheilungskräfte*

# Übungen zum Zentrieren

*Manchmal spüre ich die unendliche Größe des Kosmos,*
*dann möchte ich wachsen und eingehen in die Weite des Raumes.*
*Ich aber bleibe sitzen, fülle mich mit Kraft,*
*und es überkommt mich eine große Ruhe*

E.H.

## Den Geist ausschalten

**Entspannung** In vielen asiatischen Ländern gehört die Entspannung zum täglichen Leben. In China wird schon am frühen Morgen Qi Gong und Tai Chi praktiziert. In Japan schicken viele Firmen ihre Mitarbeiter während der Arbeitspausen in firmeneigene Erholungsclubs. In Thailand und Bali gehören die Sammlung und Versenkung im Tempel ganz selbstverständlich zum Tagesablauf. In Indien werden für bestimmte Situationen verschiedene Götter um Hilfe gebeten. Alltag, Religion und Philosophie sind noch enger miteinander verbunden, und die Menschen halten oft inne, schalten das Äußere für kurze Zeit ab und konzentrieren sich auf sich selbst.

In Europa müssen wir selbst für einen Ausgleich zu unserer Arbeit sorgen. Immer mehr Zentren bieten verschiedene Entspannungsmethoden an, aber oftmals sind wir am Abend dann schon zu müde, ober wir finden neben den täglichen Pflichten einfach keine Zeit dazu.

Wenn wir uns im Leben keine Pausen gönnen, müssen wir im **Burnout-Syndrom** schlimmsten Fall mit dem Burnout-Syndrom kämpfen, einer völligen Erschöpfung, die gesundheitliche Schäden hinterlassen kann. In Krisenzeiten entdecken wir wieder, daß zu jeder Anspannung auch Entspannung gehören muß, um auf Dauer gesund zu bleiben. Kein Mensch kann ohne spätere Folgen Dauerstreß ertragen. In der westlichen hochtechnisierten Welt zählt der Kopf immer noch mehr als der Bauch, Gedanken werden ernster genommen als Gefühle, deshalb kümmern sich immer noch zu wenige Menschen um ihren täglichen Ausgleich. Und das Abschalten erschöpft sich leider oft in der Berieselung durch den Fernseher.

Zur wirklichen Entspannung gehört aber auch die gedankliche Stille. Der Geist, der normalerweise unaufhörlich spricht, muß zur Ruhe gebracht werden. Beginnen Sie mit Ihrer Umgebung, d.h. bereiten Sie sich ein Umfeld, in dem Sie sich wohl fühlen:

■ Legen Sie eine ruhige Musik auf, setzen oder legen Sie sich hin, und hören Sie einfach zu oder fühlen die Schwingungen, die von der Musik ausgehen.

■ Zünden Sie eine Kerze an, und beobachten Sie die Flamme, ob sie ruhig brennt oder flackert. Versuchen Sie, das Lebendige, den Geist des Feuers zu spüren.

■ Wählen Sie ein Aromaöl, das Sie besonders gerne riechen, und füllen Sie es in eine Duftlampe. Vielleicht werden Sie in Situationen versetzt, an die Sie der Duft erinnert.

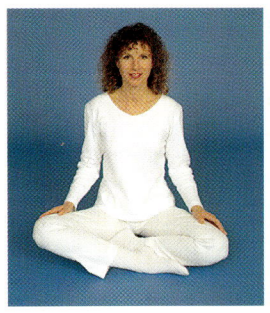

*Abb. 30: Schaffen Sie eine angenehme Atmosphäre*

Schaffen Sie eine angenehme Atmosphäre, und machen Sie sich bewußt, daß Ihr Geist jetzt Feierabend hat. Erst dann beginnt die Übung.

## Übungsablauf

■ Setzen Sie sich gerade hin, ohne sich anzulehnen. Da Sie eine Weile sitzenbleiben, suchen Sie sich einen angenehmen Platz. Auf dem Boden eignen sich Schneider- oder Fersensitz, wenn Sie auf einen Stuhl sitzen, berühren beide Fußflächen den Boden.

Schneider- oder Fersensitz

■ Die Arme liegen locker auf den Oberschenkeln, den Kopf halten Sie gerade in Verlängerung des Rückens. Schließen Sie die Augen. Atmen Sie ein paarmal tief durch, und lassen Sie Ruhe in sich einkehren.

■ Bewegen Sie ein bißchen den Kopf hin und her, und finden Sie den Punkt, an dem der Kopf wie schwerelos auf der Halswirbelsäule sitzt, er fühlt sich dann ganz leicht an.

■ Plazieren Sie Ihre Schultern: Sind sie hochgezogen lassen Sie sie mit der Ausatmung absinken, ohne daß Ihre Wirbelsäule mit absinkt. Ist eine Schulter mehr eingedreht als die andere, versuchen Sie mit Hilfe der Atmung, sie seitengleich hängen zu lassen.

■ Richten Sie Ihre innere Aufmerksamkeit nun auf Ihren Brustkorb, bewegen Sie sich, um Vorder- und Rückseite gleichzeitig zu spüren. Überprüfen Sie immer wieder oben, ob der Kopf und die Schultern noch locker sind.

■ Lassen Sie Ihre Taille kreisen, um die Verbindung von Oberkörper und Becken herzustellen, lassen Sie mit jedem Einatmen Ihre Wirbelsäule länger werden und mit jedem Ausatmen lockerer und leichter, ohne daß die Wirbelsäule wieder absinkt.

■ Bewegen und modellieren Sie sich so lange von innen, bis ein symmetrisches Gefühl entsteht und alles am »richtigen« Platz sitzt.

symmetrisches Gefühl

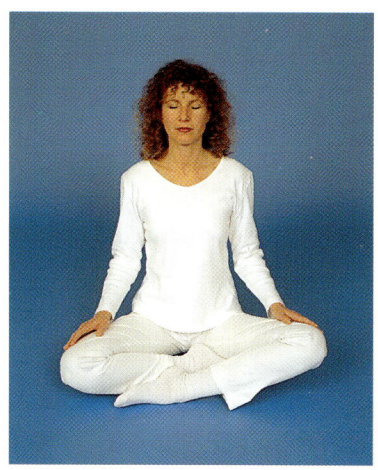

*Abb. 31:*
*Durch die erste*
*Zentrierübung*
*durchströmt*
*frisches Qi Ihren*
*Körper*

Beginnen Sie nun, tief und regelmäßig von oben durch den Scheitelpunkt in den Bauch einzuatmen und beim Ausatmen die Luft aus dem Bauchraum über den Kopf hinausströmen zu lassen.

■ Stellen Sie sich die Bewegung von oben nach unten (Einatmung) und von unten nach oben (Ausatmung) wie eine Welle vor. Strengen Sie sich dabei nicht an, sondern lassen Sie es eher geschehen.

■ Mit jedem Atemzug können Sie eine noch aufrechtere und entspanntere Position einnehmen, lassen Sie immer wieder Stellen los, die sich schon wieder »selbständig« angespannt haben, und verbinden Sie alle Teile Ihres Körpers miteinander, solange Sie Lust haben.

■ Beenden Sie die Übung, indem Sie langsam die Augen öffnen und das neu entstandene Körpergefühl möglichst in den Alltag mitnehmen.

> Wenn Sie diese Übung mit einem inneren Lächeln, aber ernsthaft ausführen, können Sie dabei an nichts anderes denken. Sie schalten Ihren Geist aus, die Haltung verbessert sich und ein mit frischem Qi durchströmter Körper wird Sie noch lange danach erfreuen.

## Den Kontakt zur Erde wiederfinden

Stehen Sie gerne, oder empfinden Sie Stehen als Last?

Merken Sie, wie Sie stehen? Benutzen Sie beide Beine, oder eher Standbein und Spielbein? Bekommen Sie nach längerem Stehen Rückenschmerzen?

*richtiges Stehen*

Richtiges Stehen ist eine Kunst, die auch in vielen westlichen Sportarten gelehrt wird, z.B. im Ballett, beim Fechten oder Gewichtheben. Wir stehen häufig im täglichen Leben, z.B. beim Einkaufen an der Kasse, beim Warten auf die U-Bahn oder den Bus, beim Abspülen oder an der Theke in der Bar.

Oft ist uns nicht bewußt, wie wir stehen, wir sind mit den Gedanken woanders, oder wir unterhalten uns mit anderen.

> Ausgeglichenes Stehen kann aber nur auf beiden Fußsohlen mit dem Körpergewicht in der Mitte erfolgen. Stehen ist dann nicht ermüdend und fordert auch nicht den Rücken.

Stehen ist eine Unterstützung von unten, dem Boden, der Erde.

## *Übungsablauf*

■ Stellen Sie beide Beine hüftbreit voneinander entfernt auf den Boden. Schließen Sie die Augen, und beginnen Sie, Ihr Gewicht gleichmäßig zu verlagern, erst auf das linke, dann auf das rechte Bein, ohne jedoch die Füße anzuheben, so daß eine seitliche Pendelbewegung entsteht. Lassen Sie diese Bewegung immer kleiner werden, bis Sie »in der Mitte« stehen.

*Beine hüftbreit*

*seitliche Pendelbewegung*

■ Verlagern Sie jetzt Ihr Gewicht abwechselnd nach vorne auf die Fußballen, und nach hinten auf die Fersen. Schwingen Sie leicht und weich nach vorne und hinten, ohne das Gleichgewicht zu verlieren und ohne die Schultern anzuspannen. Finden Sie auch in dieser Himmelsrichtung Ihre Mitte.

■ Bauen Sie auf diesen Fußstand Ihren gesamten Körper auf. Die Knie sind locker und durchlässig, das Becken kommt ebenfalls in die Mitte, indem Sie kleine Kreisbewegungen machen, ohne dabei die Fußstellung zu verändern.

*kleine Kreisbewegungen mit dem Becken*

■ Auf diesem Erd-Fundament baut sich die Wirbelsäule in Richtung Himmel auf. Lassen Sie sich von dem Nackenpunkt am Kopfansatz wie an einem Faden in die Höhe ziehen. Die Schultern und Arme hängen seitlich entspannt am Körper. Die Atmung ist ruhig und gleichmäßig.

*Erd-Fundament*

■ Lenken Sie Ihr Bewußtsein in die Fußsohlen, und stellen Sie sich vor, von dort ein- und auszuatmen. Mit jedem Einatmen nehmen Sie über den Boden lebenswichtige Stoffe und Wasser auf und mit jedem Ausatmen lassen Sie Wurzeln in die Erde wachsen wie eine Pflanze. Nehmen Sie sich Zeit, dieses Bild und dieses Gefühl in sich zu entwickeln.

■ Nehmen Sie bei der Einatmung in den Körper über die Füße aus dem Boden auf, und geben Sie bei der Ausatmung über die Füße in den Boden ab. Lassen Sie Ihre »Wurzeln« immer dicker, länger und verzweigter werden, bis ein Gefühl des »Fest-Verwurzelt-Seins« entsteht und Sie sich mit der Erde verbunden haben.

*Gefühl des »Fest-Verwurzelt-Seins«*

■ Geben Sie alle Verspannungen, alles Schwere und verbrauchte Energie mit dem Ausatmen in den Boden ab. Nehmen Sie mit dem

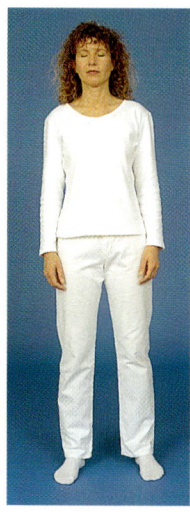

*Abb. 32 und 33: Mit Hilfe der zweiten Zentrierübung können Sie Verspannungen lösen*

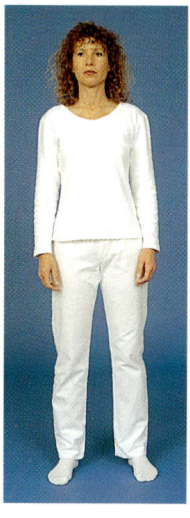

Einatmen frisches, leichtes, stärkendes Qi aus dem Boden auf, solange Sie Lust haben.

■ Beenden Sie die Übung, indem Sie die Augen öffnen und Ihre Füße nachspüren. Nehmen Sie Ihren festen, ausgebreiteten und bewußten Stand wahr, und fühlen Sie die Leichtigkeit Ihres ganzen Körpers.

## Tips für den Alltag

■ Wiederholen Sie diese Übung sooft Sie wollen. Sind Sie geübt, brauchen Sie die Augen nicht mehr zu schließen und können die Übung in wenigen Minuten überall im Stehen ausführen.

■ Legen Sie sich öfters in Bauchlage auf den Boden. Die Arme seitwärts ausgestreckt, die Handflächen zeigen nach unten, als wenn Sie die Erde umarmen würden. Lassen Sie auch hier mit dem Ausatmen alles Schwere in den Boden sinken, und spüren Sie mit dem Einatmen die Unterstützung.

■ Laufen Sie, sooft Sie können barfuß oder nur in Strümpfen. Um in einer Wohnung »anzukommen« sollten Sie die Schuhe ausziehen. In Asien wird fast kein Wohnhaus mit Straßenschuhen betreten.

■ Lenken Sie Ihr Bewußtsein auch beim Gehen in die Füße. Wie treten Sie auf? Spüren Sie Ihre Zehen? Rollen Sie die Füße gleichmäßig ab? Sind Ihre Fußgelenke locker? Wollen Sie Ihr Ziel schnell erreichen? Üben Sie gleichmäßiges, harmonisches Gehen.

**harmonisches Gehen**

■ Schauen Sie beim Gehen auf den Boden? Die Möglichkeit einer aufrechten Ganghaltung ist viel eher gegeben, wenn Sie Ihren Blick gerade nach vorne richten.

## Das Hara – die Quelle unserer Energie

**»Hara«**

Das japanische Wort für Bauch heißt »Hara«. Hara bedeutet die Mitte des Menschen, in der sein Zentrum und sein Schwerpunkt liegen.

Dort fließen die Energien zusammen, die er zwischen Himmel und Erde aufnimmt. Es ist der Sammelpunkt der Lebensenergie Qi, aus dem der Mensch seine Kraft schöpft.

Dieses Zentrum liegt einige Finger breit unter dem Bauchnabel und wird im Chinesischen »Dan Tian« genannt.

In vielen Kulturen, z.B. in der Südsee oder Afrika, gilt ein runder **runder Bauch** Bauch als Schönheitsideal und ist Ausdruck von Reichtum und Wohlstand. In unzähligen Tänzen und Fruchtbarkeitsriten wird der Bauch als Mittelpunkt geschmückt, bemalt und bewegt.

Alle östlichen Selbstverteidigungskünste, z.B. Kung Fu, Aikido oder Taekwondo, werden aus dem Hara gelehrt. Es erfordert viel Übung, die Kräfte im Zentrum zu sammeln, um sie im richtigen Moment freizusetzen.

Auch die Teezeremonie, Kalligraphie, Ikebana und Bogenschießen werden aus dem Hara praktiziert. Es ist ein langer Weg, die Bewegungen aus dem Hara gleichmäßig fließen zu lassen.

Die östlichen Heilmethoden, z.B. Qi Gong, Tai Chi, Yoga oder Shiatsu, basieren auf dem Finden und Stärken der eigenen Mitte, aus der die Bewegung erfolgt.

In der westlichen Welt gilt jedoch ein flacher Bauch als schön. Dieses Ideal leben uns die Models auf den Laufstegen und in den Medien seit Jahren vor. Viele Menschen messen sich an diesen Vorbildern und schämen sich ihres Bauches. Sie ziehen ihn ein, zwängen sich in zu enge Kleidungsstücke und probieren allerhand riskante Diäten aus.

**!** Doch die Lebensenergie Qi kann sich so nicht sammeln und ausbreiten, wir leben nicht mehr »aus dem Bauch heraus«. Geist und Natur können sich nicht zu einem Ganzen verbinden. Leib und Seele werden zugunsten des Geistes benachteiligt.

> Wenn wir uns unwohl fühlen, aus dem Gleichgewicht geraten sind und uns wieder finden wollen, müssen wir unsere Mitte suchen, um wieder mit uns in Einklang zu kommen. Wenn wir unser Zentrum wieder spüren, wachsen Vertrauen, Kraft und Stärke. Wenn wir selbst wieder »mittig« sind, empfinden wir mehr Ruhe und Ausgeglichenheit.

»Im Hara sein« bedeutet, die eigene Quelle wahrzunehmen. Es geht nicht nur darum, die Aufmerksamkeit in den Bauch zu lenken, sondern von innen heraus eine Regung entstehen zu lassen. Es ist ein Fließen: eine Bewegung des Himmels von oben durch den Scheitelpunkt ins Zentrum, und gleichzeitig die Kraft der Erde von unten

*Abb. 34 und 35:*
*Die 1. Hara-*
*übung*

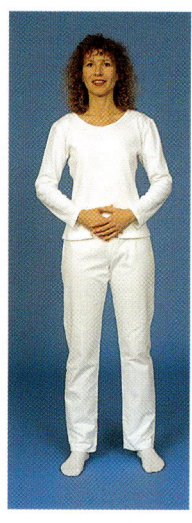

durch die Füße in unsere Mitte. Dort vereinigen sie sich zur Quelle der Lebenskraft des Menschen.

Im Hara sprudelt das pure Sein, das uns bewegt und lebendig sein läßt, dort sitzt das Tao des Menschen.

Wenn uns etwas im Zentrum berührt, können wir im ersten Augenblick oft nicht beschreiben, was wir fühlen. Der Geist ist von dem Geschehen tief in unserem Inneren noch nicht informiert worden.

Das Hara gewährt uns einen Einblick in die unendlichen Kräfte des Seins. Hier begegnet uns die Stille des Ozeans, die sich in uns ausbreitet, wenn wir dort verweilen.

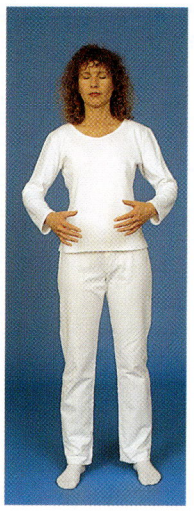

## 1. Haraübung

■ Sellen Sie sich hüftbreit hin, richten Sie Ihren Körper auf, die Füße verbinden Sie innerlich mit dem Boden. Schließen Sie die Augen, die Arme hängen locker an der Seite, die Knie sind durchlässig, die Hände »aufmerksam«.

■ Atmen Sie in dieser Stellung tief in Ihr Zentrum ein und aus, sowohl von oben, als auch von unten, ändern Sie die jeweilige Atemrichtung mit dem Ausatmen.

■ Werden Sie jetzt in den Händen »aufmerksamer«, und fangen Sie an, die Hände um Ihr Hara zu bewegen, ohne es zu berühren.

■ Atmen Sie weiter und lassen Sie Ihre Hände **um Ihr Hara** »einen Kokon spinnen«, weiter entfernt vom Körper, näher an ihm, rundherum, ganz unwillkürlich. Betten Sie Ihr Hara zwischen die Energie Ihrer Hände.

**um Ihr Hara**
**»einen Kokon**
**spinnen«**

■ Atmen Sie weiter, falls sich Ihre Mitte mitbewegen möchte, lassen Sie ihr freien Lauf.

■ Beenden Sie die Übung, indem Sie die Hände auf Ihr Hara legen und nachspüren, wie es sich anfühlt.

Öffnen Sie dann die Augen und bleiben Sie noch möglichst lange in Ihrem Zentrum.

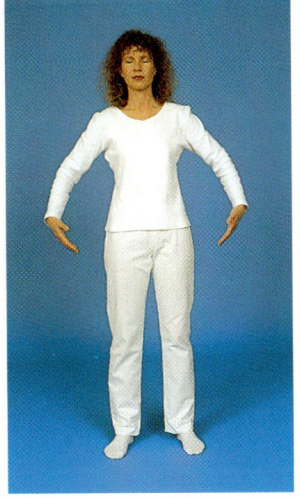 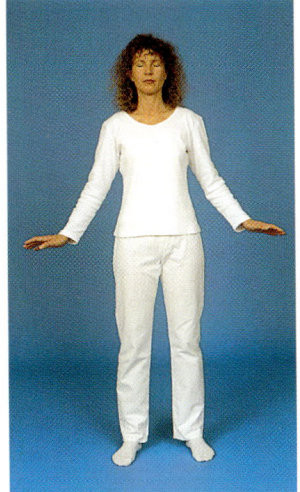 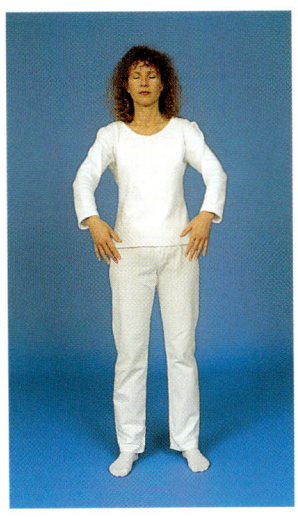

*Abb. 36 bis 38:*
*Mit Hilfe der*
*2. Haraübung*
*können Sie Ihr*
*Hara »aus-*
*dehnen«*

## 2. Haraübung:

■ Sie stehen hüftbreit, die Arme hängen locker an den Seiten, schließen Sie die Augen. Stellen Sie sich vor, Ihr Körper ist die Achse zwischen Himmel und Erde, das Hara ist ihr Treffpunkt.

■ Atmen Sie ein paarmal tief und gleichmäßig in Ihr Zentrum. »Wandern« Sie dann durch Ihren Körper, und lassen Sie alle Spannungen mit dem Ausatmen los.

■ Bewegen Sie jetzt mit dem Einatmen, das tief in Ihr Hara erfolgt, die Hände seitlich von Ihrem Körper weg, als wollten Sie mit Hilfe der Hände Ihr Zentrum vergrößern. Mit dem Ausatmen lassen Sie die Hände wieder zu Ihrem Körper zurückkehren.

■ Ihre Hände und Arme beschreiben eine Wellenbewegung – Ausdehnen und Zurückfließen. Die Bewegung sollte von den Handgelenken ausgehen, die weich und durchlässig bleiben. Die Achseln öffnen sich dabei.

■ Lassen Sie immer beim Einatmen das Hara sich ausdehnen und beim Ausatmen die Energie zurückfließen. Stellen Sie in Ihrer Vorstellung eine Verbindung der Mitte mit den Händen her, ohne daß diese sich berühren.

■ Sie können die Hände auch nach vorne und nach hinten bewegen, um das Hara rundherum auszudehnen und mit Energie zu füllen, solange Sie Lust haben.

■ Beenden Sie die Übung, indem Sie die Hände auf Ihren Bauch legen und nachspüren. Wenn Sie bei dem innerlichen Punkt unter dem Bauchnabel verweilen, sind Sie im Gleichgewicht Ihres Körpers, also in Ihrer Mitte.

■ Öffnen Sie die Augen, und fühlen Sie die entstandene Kraft.

## Tips für den Alltag

■ Halten Sie öfters am Tag kurz inne, und überprüfen Sie, wie es Ihrem Bauch gerade geht. Ist er durch Kleidung eingeengt, öffnen Sie Knopf oder Gürtel. Geben Sie Ihrem Hara Raum, daß es sich mit dem Einatmen immer ausdehnen kann.

*dem Hara Raum geben*

■ Beginnen Sie bei alltäglichen Bewegungen, z.B. Treppen steigen, putzen oder Staubsaugen, diese vom Hara aus entstehen zu lassen. Durch diese Kraft kann Ihr Rücken geschont werden.

■ Sitzen Sie möglichst aufrecht. Rutschen Sie mit dem Gesäß bis zur Lehne zurück, so daß der Rücken sich gerade anlehnt. Ihr Atem kann dann freier ins Hara fließen.

■ Schwere Gegenstände lassen sich leichter anheben, wenn Sie beachten, was die Rückenschule lehrt: Gehen Sie mit geradem Rücken in die Hocke, möglichst nah an den Gegenstand heran, und richten Sie sich dann mit geradem Rücken auf. Sie benützen auf diese Weise Ihre Kraft aus dem Hara.

> Das Gespür für das Hara stellt sich oft erst nach längerer Zeit ein. Geben Sie nicht auf, üben Sie immer wieder! Die Erleichterung wird kommen.

## Die Handatmung

■ Setzen Sie sich bequem und aufrecht hin, und schließen Sie die Augen.

■ Nehmen Sie die Hände vor die Brust, die Handinnenflächen berühren einander.

■ Ruhe und Gelassenheit kehren ein, lächeln Sie innerlich.

■ Atmen Sie tief und gleichmäßig ins Hara, und füllen Sie es mit der Lebensenergie Qi.

■ Lenken Sie Ihre Aufmerksamkeit in die Hände, und lassen Sie die Ein- und Ausatmung von dort erfolgen.

*über die Handflächen einatmen*

■ Atmen Sie über die Handflächen in das Hara ein, und atmen Sie vom Hara über den Brustkorb, Arme, Hände, und Fingerspitzen aus.

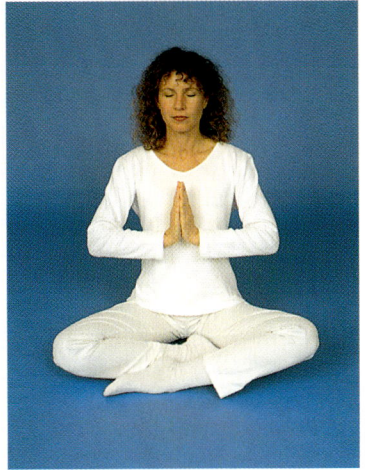 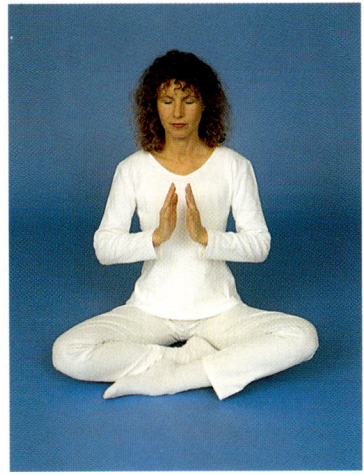

*Abb. 39 und 40:
Wer die Hand-
atmung konzen-
triert ausführt
kann die Energie
der Hände deut-
lich spüren*

■ Immer wieder lassen Sie den Atem von Ihren Händen ins Hara einfließen und zu den Fingerspitzen zurückkehren.

■ Nehmen Sie sich Zeit für eine harmonische Verbindung von Händen und Zentrum, und warten Sie bis ein freier, gleichmäßiger Fluß entsteht.

■ Spannen Sie dabei nichts an, und versenken Sie sich im Inneren, solange Sie Lust haben.

■ Nehmen Sie dann die Hände etwas auseinander, so daß sie sich nicht mehr berühren, und fühlen Sie jetzt, was zwischen Ihren Händen passiert.

■ Spüren Sie ein Strömen, eine Wärme, ein Kribbeln? Finden Sie Ihre eigenen Worte für diesen Ausdruck von Energie.

■ Probieren Sie, wie weit Sie die Hände auseinandernehmen können, ohne die Verbindung zu verlieren. Spielen Sie mit Abständen, und erfahren Sie ausgiebig die Energie Ihrer Hände.

■ Beenden Sie die Übung, indem Sie die Hände nochmals zusammenführen, so daß sie sich berühren.

■ Tauchen Sie langsam wieder auf, und versuchen Sie, die Wahrnehmung in den Händen zu behalten.

# Shiatsu mit dem Partner

*Das Universum hat alle Dinge zum Gehalt,*
*und alle Dinge müssen das Selbst-So-Sein zu ihrer Norm machen.*
*Was ganz spontan so ist und nicht so gemacht wurde,*
*das ist Natürlichkeit.*

Kuo Hsiang

**Entspan-**
**nungs-**
**methode**

Shiatsu ist eine wunderbare Entspannungsmethode, sowohl für den Gebenden als auch für den Empfangenden. Körperberührung ist in unserer zunehmend unpersönlichen und technisierten Umgebung schon fast eine Ausnahme. Deshalb ist es schön, wenn wir die Möglichkeit haben, jemanden liebevoll zu berühren, ohne uns dabei Gedanken machen zu müssen.

Im Shiatsu lassen wir einfach geschehen:

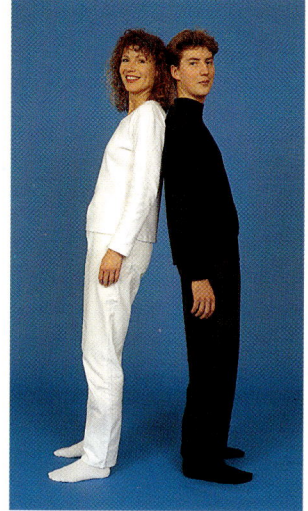

*Abb. 41: Das Aneinanderlehnen erfolgt ohne Druck durch eine langsame Verlagerung des Körpergewichts*

■ Wir drücken nicht, sondern wir lehnen. Drücken erfordert Kraft und strengt uns an, aber eine wirksame Behandlung erfolgt nur, wenn wir uns wohl fühlen und nicht verkrampfen. Das Körpergewicht verlagern wir langsam aus dem Hara, nur allmählich sinken wir auf unseren Partner, damit kein Gegendruck entsteht.

■ Wir geben Geborgenheit mit beiden Händen.

Eine Hand ist immer in Kontakt mit dem Partner, auch wenn die andere wandert, damit er sich stets gut aufgehoben und sicher fühlt.

■ Wir bleiben natürlich und entspannt. Gleichmäßiges Atmen, eine

**natürlich und**
**entspannt**

gute Verbindung vom Hara mit den Händen und die Einstellung nichts erzwingen zu wollen, sondern einfach liebevoll mit dem anderen mitzufühlen, sind wichtig.

Dies sind die Voraussetzungen, damit eine Shiatsubehandlung erfolgreich und somit entspannend wirken kann.

Oft werden dabei Rücken- und Kopfschmerzen gelindert oder sogar aufgelöst, vorausgesetzt es stecken keine ernsthaften Krankheiten hinter dem Unwohlsein. Die Übungen sind in jedem Fall eine bessere Alternative als der ständige Griff zur Schmerztablette.

Vielleicht entdecken Sie auch, wie Sie Atmung und Haltung verändern, um gelassener und gesünder durchs Leben zu gehen.

Vorbereitung:

**!** Der Partner liegt in Rückenlage auf einer Decke auf dem Boden.
Der Raum ist warm, trocken und gut gelüftet.
● Beide Partner sind bequem gekleidet, ohne Schmuck und Uhr.
Der Behandelnde befindet sich im Fersensitz neben dem Hara seines Partners.

## Lassen Sie sich führen

Jedesmal, wenn Sie eine Shiatsubehandlung beginnen, besinnen Sie sich auf folgende Grundeinstellungen:

■ Ich habe keine vorgefaßte Meinung.
■ Ich bin frei, alles zu entdecken, und lasse mich leiten.
■ Ich lausche dem Wunder des Lebens.

Atmen Sie dann mehrmals tief durch, und legen Sie dann behutsam Ihre Hände auf den Bauch des Menschen, der sich Ihnen anvertraut. Der Bauch ist das Lebenszentrum des Menschen, dort spüren Sie was dieser Mensch braucht. Wie fühlt sich sein Hara an, voll oder leer, heiß oder kalt, angenehm oder ängstlich? Finden Sie Ihre eigenen Worte für das, was Sie fühlen. Wie ist die Atmung? Ruhig, gleichmäßig, schnell oder unregelmäßig? Fühlen Sie über die Hände die Worte des anderen. Lassen Sie sich ganz auf die Öffnung Ihrer Hände ein und fangen Sie nicht an zu überlegen.

*der Bauch ist das Lebenszentrum*

Immer wenn Sie von störenden Gedanken überfallen werden, atmen Sie in Ihr eigenes Hara, um die Aufmerksamkeit aus dem Kopf ins Zentrum zu lenken. Begeben Sie sich in eine Atmosphäre, in der Zeit, Raum und Geschwindigkeit andere Dimensionen annehmen, und wo unsere irdischen Sinne für die Orientierung unwichtig werden. Opfern Sie Ihr eigenes Ich an den Fluß des Lebens, dann befinden Sie sich im Tao und können Neues wahrnehmen.

In unserer Gesellschaft wird Aktivität und Handlungsbereitschaft sehr hoch bewertet, einfach da zu sein, sich tragen zu lassen und

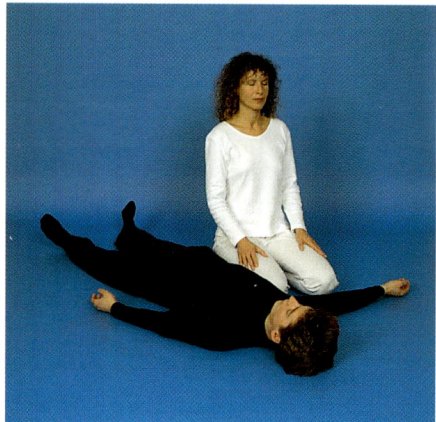 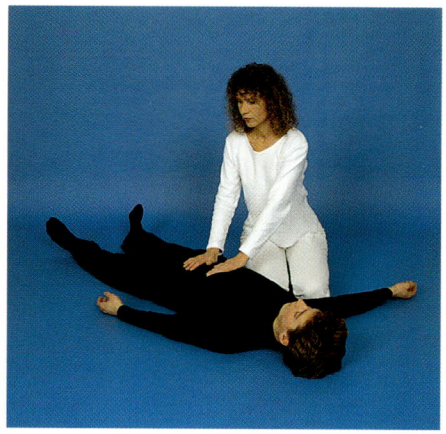

*Abb. 42 und 43:*
*Achten Sie vor*
*dem Beginn*
*einer Shiatsu-*
*behandlung auf*
*die richtigen*
*äußerlichen*
*Umstände und*
*die innere Ein-*
*stellung*

nichts erreichen zu wollen, sind ein gesunder Ausgleich zur alltäglichen Hektik. Anfänglich erscheint Ihnen das vielleicht ungewohnt und schwierig, aber durch Übung und Wiederholung lernen Sie Dinge wahrzunehmen, die Ihnen normalerweise nicht gleich ins Auge stechen.

Shiatsu ist ein wohltuender Weg für beide Partner, zu Entspannung und Harmonie zu gelangen, ganz einfach und ohne finanziellen Aufwand.

Nehmen Sie nach einigen Minuten die Hände langsam weg und erzählen Sie dann Ihrem Partner, was Sie gefühlt haben; er wird erstaunt sein.

## Die Gefühle des anderen spüren

Wenn Sie das nächste Mal mit einer Person sprechen, versuchen Sie doch einmal gleichzeitig nachzuspüren, wie Ihr körperliches Gefühl dabei ist.

■ Sind Sie entspannt und fühlen Sie sich wohl, oder macht sich ein Unbehagen breit? Spannen Sie vielleicht ein Gelenk an, oder werden Sie steif?

■ Wie fühlt sich Ihr Gesicht an, schauen Sie der Person gerne in die Augen, oder schweift Ihr Blick woanders hin?

■ Was sagt Ihr Rücken? Halten Sie Ihre Wirbelsäule gerade? Sind Sie Ihrem Gegenüber aufrichtig und offen?

■ Nehmen Sie von dem Gespräch eher Wörter, oder mehr Inhalte auf? Entstehen bei Ihnen körperliche Symptome? Werden Sie nervös, oder würden Sie sich gerne anschmiegen?

■ Erleben Sie, wie unterschiedlich Begegnungen sein können, und beobachten Sie auch das Verhalten Ihres Gegenübers. Mit der inneren Wahrnehmung können Sie andere Menschen »ehrlicher« erfassen und besser auf sie reagieren.

*innere Wahrnehmung*

## Shiatsu für den Rücken

Ihr Partner legt sich auf den Bauch, bequem und mit dem Kopf zur Seite. Die Kopfstellung sollte er gegebenenfalls wechseln, bevor sich der Nacken verspannt. Sie sitzen daneben auf den Fersen, richten sich innerlich auf, atmen bewußt ins Hara und in die Hände. Versuchen Sie Ruhe einkehren zu lassen.

Erheben Sie sich jetzt auf die Knie, und lehnen Sie sich mit beiden Händen auf den Rücken des Partners. Legen Sie Ihre Hände an die Stellen, wo Sie spontan sehen oder fühlen, daß Sie Ihren Partner dort unterstützen möchten. Ihre Arme sind gestreckt, aber nicht durchgedrückt, die Handgelenke locker. Halten Sie die Wirbelsäule gerade, den Kopf in der Verlängerung dazu. Fühlen Sie sich insgesamt durchlässig, atmen Sie ruhig und gleichmäßig vom Hara bis zu Ihren Fingerspitzen.

*beide Hände auf den Rücken des Partners*

Verweilen Sie an dieser Stelle, lassen Sie sich sinken, und erfassen Sie mit der inneren Wahrnehmung die Person. Fragen Sie Ihren Partner, ob es für ihn die richtige Stelle ist, oder ob es bessere gibt. Scheuen Sie sich nicht, Ihre Handposition zu verändern, es ist noch kein Meister vom Himmel gefallen! Mit etwas Übung werden Sie immer mehr sehen und spüren. Die Hauptsache ist, Sie bleiben in Verbindung mit Ihrem eigenen Zentrum und »fallen« nicht in Ihren Partner, weil Sie meinen, etwas »herausfinden« zu müssen.

*Verbindung mit Ihrem eigenen Zentrum*

Menschen öffnen sich nur in einfühlsamer Atmosphäre, bei Druck und Manipulation weicht die Energie eher zurück, und Sie kommen zu keinem wirklichen inneren Kontakt. Shiatsu geben ist deshalb auch eine gute Übung für die Geduld und die eigene Gelassenheit.

Verlagern Sie jetzt vom Hara aus Ihr Gewicht stärker, indem Sie Ihre Wirbelsäule nach vorne schieben, und wandern Sie mit Ihren Händen ganz langsam und bewußt auf dem Rücken entlang. Lehnen Sie sich niemals direkt auf die Wirbelsäule, sondern immer neben sie.

Die Bewegung sollte der einer geschmeidigen Katze ähneln, die auch immer nur eine Pfote vor die andere setzt.

Sinken Sie durch beide Hände auf Ihren Partner, im Rhythmus seiner Atmung. Atmet er ein, geben Sie etwas nach, atmet er aus, können Sie Ihr Gewicht etwas mehr auf ihn verlagern.

**!** Achten Sie auf den Nierenbereich, er ist empfindlich und verträgt oft nur wenig Gewicht.

**Verbesserungen vorschlagen**

Fragen Sie Ihren Partner, ob er sich wohlfühlt, er ist der Seismograph Ihrer Berührung, er nimmt jede Regung wahr. Vielleicht kann er Ihnen Verbesserungen vorschlagen, bringen Sie ihm Respekt und Achtsamkeit entgegen, damit er Ihnen Vertrauen schenkt und sich öffnen und entspannen kann.

Lernen Sie den gesamten Rücken kennen, wie er sich anfühlt und verändert. Wandern Sie mehrmals von oben in Richtung Gesäß, lassen Sie die Hand auf dem Kreuzbein (großer, flacher Knochen vor Beginn der Gesäßfalte) liegen, bis Sie mit der anderen wieder oben von neuem beginnen.

Wenn Sie das Gefühl haben, Ihr Partner kann sich gut entspannen, dann probieren Sie auch den Rücken von der anderen Seite zu behandeln. Bewegen Sie sich dazu auf allen vieren geschmeidig und sanft wie eine Katze auf die andere Seite und beginnen Sie von neuem.

**Kopfende**

Danach knien Sie am Kopfende Ihres Partners und wandern mit Ihren Händen von dort aus mehrmals rechts und links neben der Wirbelsäule entlang in Richtung Kreuzbein. Lehnen Sie sich dabei immer ganz langsam von einer Hand auf die andere, und beachten Sie, daß Ihr Gewicht synchron mit der Ausatmung senkrecht übertragen wird.

Wenn Sie am Kreuzbein angelangt sind, lehnen Sie sich einige Zeit nach vorne, mit dem Handballen vor dem Gesäß. Bei diesem »Anlehnen« wird der Rücken Ihres Partners gedehnt. Suchen Sie sich eine »gemütliche« Haltung, damit die Behandlung nicht durch Zittern oder Verkrampfen gestört wird.

**»Anlehnen«**

Legen Sie schließlich Ihre Hände nacheinander noch einmal in den Schulterbereich und verabschieden Sie sich innerlich.

Zum Schluß gehen Sie wieder in den Fersensitz, richten sich auf und fühlen, wie es Ihnen jetzt geht. Vielleicht möchte Ihr Partner noch etwas liegenbleiben und nachspüren, dann gehen Sie für einige Minuten aus dem Raum.

**!** Tauschen Sie sich anschließend aus und danken Sie sich, Sie werden sich einander näher fühlen.

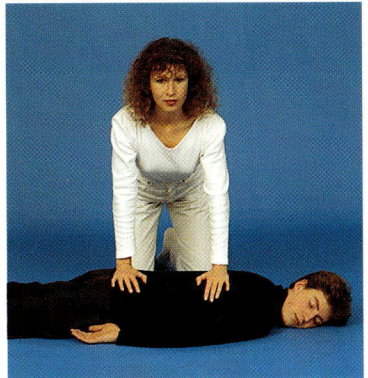 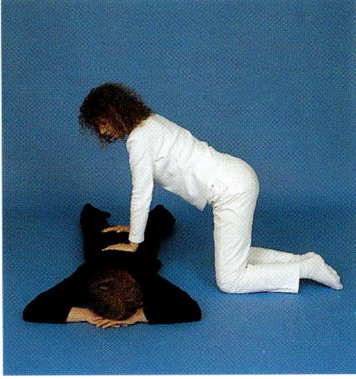

Abb. 44 und 45:
Bei der Part-
nerübung für
den Rücken be-
ginnen Sie aus
den seitlichen
Positionen

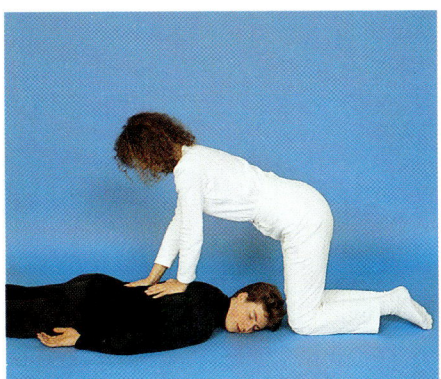 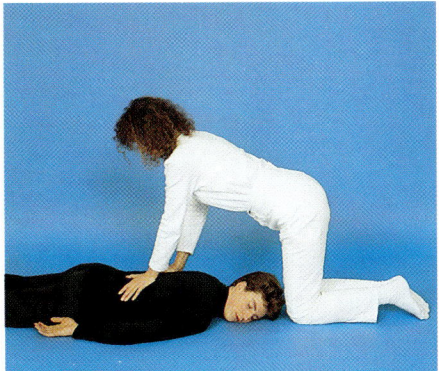

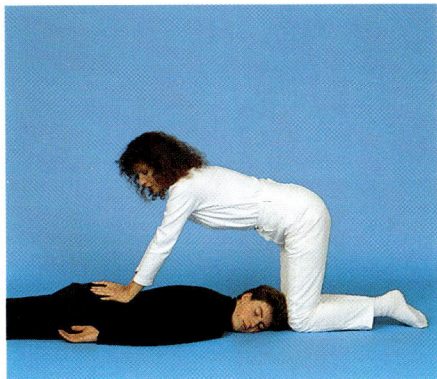 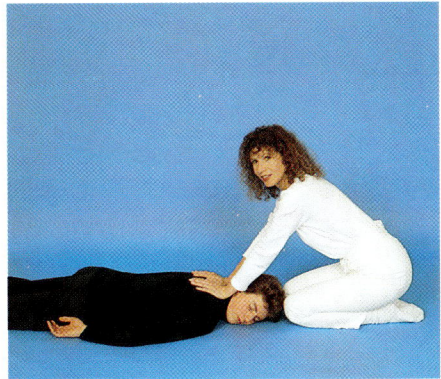

Abb. 46 bis 49:
Anschließend
behandeln Sie
Ihren Partner
vom Kopfende
aus

## Den Kopf »abgeben«

Viele Menschen erschrecken bei diesem Gedanken, bedeutet es doch den totalen Kontrollverlust. Nicht mal mehr über den eigenen Kopf herrschen zu können, läßt bei vielen Menschen Angst aufkommen. Aber was kann schon passieren, wenn eine Person, der wir vertrauen, unseren Kopf »trägt«? Es ist sogar sehr befreiend. Wir kennen alle Gedanken, die schwer auf uns lasten. Manchmal dröhnt uns der Kopf, er tut uns weh, oder wir sind einfach kopflastig.

**befreiende Wirkung**

Sie können lernen, für kurze Zeit Ihren Kopf »abzugeben«. Erfahren Sie die befreiende und erlösende Wirkung, wenn Sie sich »keinen Kopf machen müssen«. Wenn der Kopf leicht ist, hat der Nacken weniger zu tragen und die Gedanken können besser fließen.

## Shiatsu für Nacken und Kopf

Ihr Partner liegt auf dem Rücken, Sie sitzen an seinem Kopfende. Sein Nacken sollte frei von Haaren sein.

Das innerliche Aufrichten und eine ruhige Atmung sind Ihnen nun bereits gut bekannt und vertraut in der Ausführung.

Schieben Sie Ihre Hände, die wie ein Gefäß gerundet sind, von beiden Seiten her unter den Nacken Ihres Partners, und halten Sie ihn. Sie werden sehr schnell herausfinden, wie der Nacken beschaffen ist, z.B. »hartnäckig«, »halsstarrig« oder einfach »ängstlich«. Gehen Sie

**Verbindung zwischen Kopf und übrigem Körper**

behutsam mit dem Nacken um, er ist unsere Verbindung zwischen Kopf und übrigem Körper. Sämtliche Nerven- und Energiebahnen vereinigen sich hier auf schmalstem Raum. So ist es kein Wunder, daß sich hier viele Spannungen ansammeln.

Streichen Sie mit den Fingerkuppen den Nacken vom Körper in Richtung Kopf aus, beschreiben Sie einen kleinen Halbkreis, und fühlen Sie respektvoll die Hingabefähigkeit der Person.

**Halsseiten massieren**

Massieren Sie leicht mit den Handballen in kleinen Kreisen die Halsseiten. Spüren Sie sich in diesen Hals ein. Was könnte ihm guttun? Oft sind es die kleinen, behutsamen Bewegungen, die ihn entspannen lassen. Drücken Sie niemals auf den vorderen Hals, es ist ein unangenehmes Gefühl, und die Luftzufuhr könnte außerdem beeinträchtigt werden.

Behandeln Sie den Nacken mit den Händen feinfühlig, finden Sie heraus, wo die Atmung tiefer wird und wo Ihr Partner eventuell ein wohliges »aaahh« von sich gibt.

Haken Sie sich zum Schluß der Nackenentspanung mit den Fingerkuppen am Schädelrand ein, und lehnen Sie sich sanft mit gestreckten Armen nach hinten, so wird der Nacken leicht gedehnt und die Wirbelzwischenräume werden vergrößert.

Richten Sie sich langsam wieder auf, und lassen Sie dann den Hinterkopf Ihres Partners einfach in Ihren Händen ruhen, die auf dem Boden aufliegen. Machen Sie sich bewußt, was Sie in Ihren Händen halten.

*Abb. 50 bis 52: Beginn der Übung*

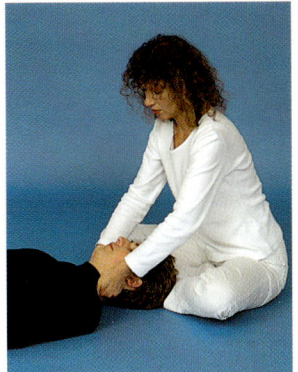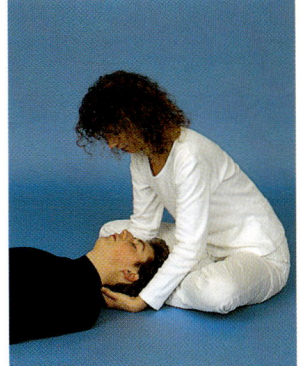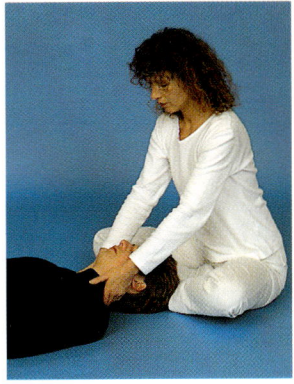

*Abb. 53 und 54: Die Pendelbewegung*

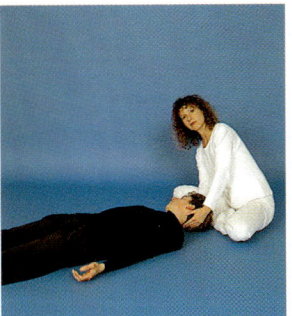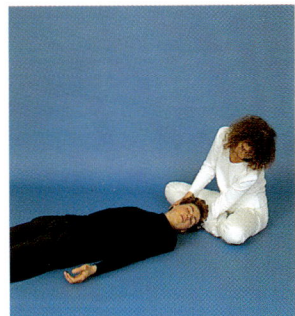

Beginnen Sie nun mit Ihrem Körper eine mehrfache, kleine Pendelbewegung nach links und rechts auszuführen, und nehmen Sie den Kopf, den Sie in Ihren Händen halten, mit, ohne daß die Lage besonders verändert wird. Es ist nur eine leichte Drehung, die uns den Spielraum erfassen läßt.

**Pendelbewegung**

Kommen Sie wieder zur Mitte zurück, und machen Sie eine kleine Pause.

Beschreiben Sie anschließend eine Acht. Dazu führen Sie den Kopf sanft und gerade auf die linke Seite, so weit es möglich ist. Dann drehen Sie ihn langsam nach rechts, ohne daß er sich zurück in die Mit-

**Acht**

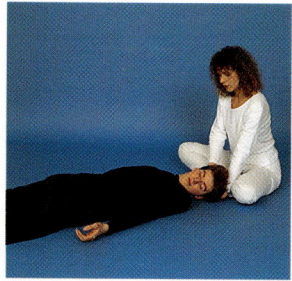 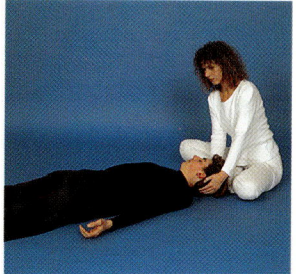 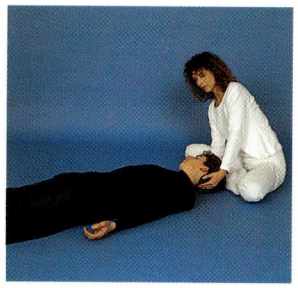

*Abb. 55 bis 57:*
*Die »Acht«*

te bewegt. Dann führen Sie ihn in dieser Stellung ganz nach rechts und drehen ihn dort wieder ganz nach links, bevor es wieder zur linken Seite geht. Die Drehung erfolgt also immer vor der Bewegung in die andere Richtung.

> Die Übung hört sich schwieriger an, als sie in Wirklichkeit ist. Gehen Sie bei jeder Drehung und Bewegung mit Ihrem Oberkörper mit, damit eine fließende, weiche Acht gewährleistet ist.

**!** Auch hier gilt: Keine Anstrengung, gleichmäßige Atmung und der Impuls zur Bewegung aus dem Hara sind die Basis.

**auf jeden Widerstand achten** Wenn Sie mit großem Einfühlungsvermögen auf jeden Widerstand achten und innehalten, kann eigentlich nichts schiefgehen. Sollte dennoch irgendein Mißempfinden entstehen, unterbrechen Sie die Behandlung.

Legen Sie den Kopf vorsichtig in der Mitte ab und halten ihn noch eine Weile seitlich ohne Druck in den Händen.

Sie können jetzt, wenn Sie und Ihr Partner es möchten, sein Gesicht je nach Phantasie berühren. Alle sanften Ausstreifungen in Richtung Haaransatz sind angenehm, das Gesicht kann sich »ausbreiten«, entspannen und wird schöner.

**Ausklang** Lassen Sie zum Ausklang Ihre Hände an einer ausgewählten Stelle liegen, um so wortlos das Ende anzukündigen.

> Ziehen Sie sich dann zurück, und spüren Sie nach, was dieser Kontakt in Ihnen berührt hat. Geben Sie Ihrem Partner Zeit aufzutauchen. Bleiben Sie in dieser Stimmung noch etwas zusammen.

# Die Grenzen erfahren

Shiatsu ist ein sich ständig wiederholendes Fließen lassen, Abwarten, Nachspüren, Hinatmen, Überprüfen und erneutes Loslassen. In dieser Atmosphäre der Aufmerksamkeit für den anderen und sich selbst werden keine Grenzen überschritten. Grenzen können jedoch in diesem vertrauten Raum je nach Wunsch weiter ausgedehnt werden.

   So ist die Aufgabe beider Beteiligten vor allem das »Dabeisein beim Geschehenlassen«, oder, wie die Asiaten sagen würden, »das Handeln im Nichttun«.

   Allerdings entsteht Kontakt immer nur im Grenzbereich, kehren wir vorher um, ist keine Kommunikation möglich.

   Sie kennen sicher das Gefühl, neben jemanden zu stehen, ohne ihn zu berühren, es ist aber trotzdem unangenehm. Es berührt sich doch etwas, nämlich unsere äußeren Energien. Andersherum gibt es Menschen, denen wir nicht nahe genug sein können. Hier zeigt sich die Berührung unserer inneren Energien.

> Beginnen wir also mit der Pflege unserer inneren Energien, denn die meiste Zeit sehen wir uns mit äußeren Dingen beschäftigt.

Wenn wir unsere inneren Energien kultivieren, beginnt der Ausgleich zwischen innen und außen, zwischen Yin und Yang, zwischen Du und Ich, zwischen Himmel und Erde. Endlos ließe sich diese Kette fortsetzen, die doch immer das gleiche ausdrückt: die Existenz zweier Pole, die einzeln nur etwas Halbes umfassen, und nur gemeinsam zum ewigen Tao transformieren.

   Deshalb ist die Entwicklung der eigenen Sensibilität die wichtigste Eigenschaft für Shiatsu. Denn nur wer aufmerksam mit sich selbst umgeht, kann vorsichtig anderen gegenüber sein. Nur wer sich selber liebt ist fähig, andere zu lieben.

> Beginnen wir deshalb immer wieder bei uns selbst, um von der eigenen Einheit zur Dualität zu gelangen, die uns ins Tao führt.

*Marginalien:*
*ein sich ständig wiederholendes Fließen lassen*

*»das Handeln im Nichttun«*

*Ausgleich*

*eigene Sensibilität*

# Die individuelle Ernährung

*Was immer du tun kannst oder erträumst zu können, beginne es.*
*Kühnheit besitzt Genie, Macht und magische Kraft.*
*Beginne es jetzt!*

Goethe

## Einführung

Die Anzahl der verschiedenen Diäten und Eßlehren ist mittlerweile fast unüberschaubar geworden. Es werden Kalorien gezählt. Lebensmittel getrennt oder nur zu bestimmten Zeiten gegessen und neuerdings auch nur noch nach einem bestimmten Inhaltsstoff bewertet (»functional food«), z.B. soll Ingwermarmelade gegen Übelkeit helfen. Keine Diät ist wirklich gesund, geschweige denn ausgeglichen. Meist werden einseitige Ideologien und enge Sichtweisen für gesund verkauft, die sich auf längere Zeit weder als stabil gewichtsreduzierend noch den Körper stärkend erweisen und eher eine Mangelerscheinung bewirken!

**Ernährung nach den fünf Wandlungsphasen**

Wie einfach und ganzheitlich erscheint dagegen die Ernährung nach den fünf Wandlungsphasen, welche die Nahrungsmittel einfach nach ihrer energetischen Wirkung auf den Körper einteilt. Haben Sie die Grundzüge einmal verstanden, können Sie mit Leichtigkeit Lebensmittel einordnen und die tatsächlich dann essen, wenn sie ihrem Körper wirklich guttun. Sie werden feststellen, daß wenn Sie anfangen, ein bißchen mehr nachzuspüren, und etwas bewußter darauf achten, was Sie sich »einverleiben«, Ihr Körper es Ihnen mit einem harmonischeren Gesamtzustand dankt.

**vorbeugende, ausgleichende und lindernde Wirkung**

Essen und Trinken im alten China hatte nicht nur die Funktion, Hunger und Durst zu stillen, sondern auch vorbeugende, ausgleichende und lindernde Wirkung. Es wurde nicht zwischen Lebens- und Heilmitteln unterschieden, sie wurden vermischt, um dem Körper das zu geben, was er benötigt, um in der »Mitte« zu sein. Eine Mahlzeit sollte möglichst die Harmonie des Kosmos widerspiegeln: also fünf Farben, fünf Gerüche, fünf Geschmäcke beinhalten.

Wichtig waren nicht die einzelnen Inhaltsstoffe wie Vitamine oder Mineralien, sondern die Energiewirkung auf den Menschen insgesamt. Nahrungsmittel sind lebendig, sie enthalten die Lebensenergie Qi, die nicht nur unseren Organismus aufbaut und erhält, sondern unserem Gesamtsystem, also Körper und Psyche, Energie zuführt.

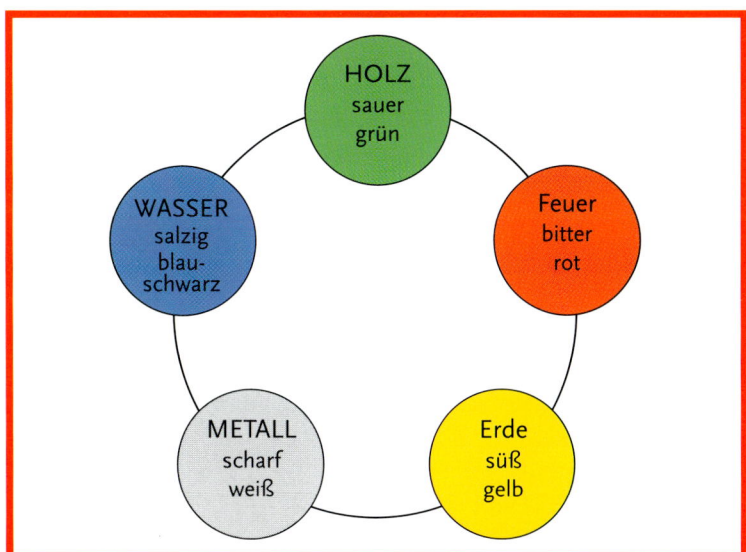

*Abb. 58:*
*Ernährung*
*nach den fünf*
*Wandlungs-*
*phasen*

Deshalb ist es immer günstig, kurz vorzuspüren, ob Ihnen ein bestimmtes Essen jetzt gerade guttut oder nicht.

Seit der Bronzezeit – also seit mehr als 3000 Jahren – gehören zur
chinesischen Küche jeweils eine Grund- und eine Begleitnahrung.
Basis jeder Mahlzeit war und ist Getreide. Im alten China bereitete
man Mais, Gerste und verschiedene Hirsesorten zu. Reis wurde erst
im ersten Jahrhundert n. Chr. ausreichend angebaut, davor galt er als
Luxusnahrung. Weizen, Dinkel, Roggen, Gerste, Hafer, Mais und
Reis sind vollwertige Lebensmittel, die dem Körper fast alle lebenswichtigen Nährstoffe zuführen. Wenn Sie Getreide essen, stärken Sie
Ihre Mitte, Ihr Hara. Getreide wird der Wandlungsphase Erde mit
dem süßen Geschmack zugeordnet, dies können Sie folgender-
maßen leicht überprüfen: Nehmen Sie ein paar Körner in den Mund
und kauen Sie möglichst lange darauf herum. Merken Sie, wie süß
der Brei schmeckt? Wenn Sie dieses Wissen berücksichtigen, können
Sie nachvollziehen, warum die Lust auf Süßigkeiten schwindet, wenn
Sie genügend Getreide essen.

**Grund- und
Begleitnah-
rung**

Probieren Sie die vielfältigen Rezepte rund um die Getreideküche
und setzen Sie Nahrungsmittel aus Vollkorn auf Ihren Speise-
plan! Verzichten Sie weitestgehend auf Produkte aus Auszugs-
mehlen, denn durch Vollkornprodukte erhält Ihr Körper mehr
Energie.

Verlassen Sie sich auf das traditionelle Wissen der Chinesen und beherzigen Sie Ihrer Gesundheit zuliebe folgenden Ratschlag: Essen Sie Fleisch möglichst als Zutat zu einem Gericht, und bereiten Sie es nur selten als Hauptgericht zu – auch wenn Sie es sich jeden Tag leisten könnten. Bedenken Sie außerdem die Skandale der Massentierhaltung, häufig werden die Nutztiere unnötig gequält und mit Medikamenten [z.B. Antibiotika] gefüttert, die sich dann später im Fleisch wiederfinden. Achten Sie deshalb beim Fleischkauf auf Qualitätstiere aus ökologischer Landwirtschaft. Gegen gelegentliches Fleischessen ist nichts einzuwenden, deshalb ist es nicht erforderlich, die genaue Zuordnung zu den Wandlungsphasen zu kennen.

Grundsätzlich gilt: lieber viel frisches Gemüse, Salat und im Sommer Obst essen. Leckere Gerichte mit Kurzgeschmortem aus Pfanne und Wok findet man in vielen Kochbüchern, auch Gemüseaufläufe

**Eigenschaften, Geschmack, Farbe, Reifegrad und Zubereitungsart**

und Eintopfrezepte sind überall präsent. Sie sind schnell zubereitet, sehen appetitlich aus und enthalten vor allem viel Energie.

Lebensmittel lassen sich sehr gut in die fünf Wandlungsphasen einordnen. Eigenschaften, Geschmack, Farbe, aber auch der Reifegrad und die Zubereitungsart sind dabei entscheidend.

## Die fünf Geschmacksrichtungen

Einige Lebensmittel lassen sich leichter, andere schwieriger den fünf Wandlungsphasen zuordnen. Zerbrechen Sie sich in Zweifelsfällen nicht unnötig den Kopf, sondern orientieren Sie sich dann nach

**Hauptnahrungsmittel**

Ihrem Appetit. Versuchen Sie herauszufinden, welchen Wandlungsphasen Ihre Hauptnahrungsmittel zugeordnet werden.

Wichtig ist dann nur, daß Sie beim Essen und Trinken beachten, alle Wandlungsphasen gleichmäßig zu berücksichtigen.

### Die Wandlungsphase Holz, das Saure und das Grüne

Erinnern Sie sich? Dem Holz sind die Organe Leber und Gallenblase zugeordnet. Wer »Gift und Galle spuckt« wird grün im Gesicht. Auch das Gefühl der Wut gehört in diese Wandlungsphase, wir sagen ja umgangssprachlich auch »Ich bin sauer auf dich«, wenn wir wütend auf jemanden sind.

**Saures**

Was die Pflanzen betrifft setzt man die Phase Holz mit den eßbaren Stielen, Blättern und Stengeln gleich. So gesehen haben alle grünen Gemüse und Früchte sowie alle sauren – und unreifen – Früchte einen Bezug zur Wandlungsphase Holz.

Einige Lebensmittel lassen sich ganz leicht der Phase Holz zuordnen, so zum Beispiel sauer eingelegte Gurken und saure, grüne Äpfel, auch säuerliche Früchtetees.

Bei der Ananas aber z.B. sollten Sie genau hinschauen und den tatsächlichen Geschmack beurteilen. Ist die Ananas noch nicht reif, wird sie eher sauer schmecken und deshalb der Wandlungsphase Holz zugeordnet. Wenn die Ananas aber reif ist, hat sie gelb-braunes Fruchtfleisch, und schmeckt nicht sauer, sondern süß. Eine reife Ananas wird also nicht der Wandlungsphase Holz, sondern der Erde zugeteilt. Als »sauer« gelten auch Milchprodukte wie Joghurt, Quark und Sauerrahm.

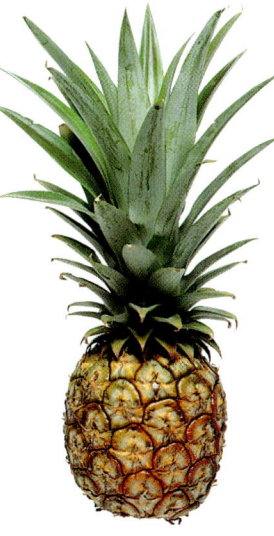

*Abb. 59: Die Ananas kann je nach Reifegrad zu verschiedenen Wandlungsphasen gehören*

## Die Wandlungsphase Feuer, das Bittere und das Rote

Erinnern Sie sich noch? Mit der Wandlungsphase Feuer verbindet man die offene Flamme, das Gefühl der Freude, die Organe Herz, Dünndarm, das Herz-Kreislauf-System und den Dreifachen Erwärmer – sowie die Farbe Rot und den bitteren Geschmack. Zu dieser Wandlungsphase gehören demnach alle bitteren Salate und Gemüse wie z.B. Löwenzahn, Chicorée, Endivie, Ruccola, Radicchio und Artischocke.

Bitterstoffe regen die Magensäfte an und unterstützen die Verdauung. Deshalb enthalten alle Verdauungstees bittere Kräuter wie z.B. Brennessel, Faulbaum, Schafgarbe und Löwenzahn. Bittere Getränke wie Campari bieten sich als Aperitif an, und ein Bitterlikör nach dem Essen unterstützt die Verdauung.

**Bitterstoffe**

Wenn Sie bedenken, daß zuviel Bitteres austrocknet, z.B. übermäßiger Genuß von Schwarztee, können Sie nachvollziehen, daß man nicht zuviele bittere Getränke zu sich nehmen soll. Kaffee, Kakao, Rotwein und bittere Hochprozentige bringen die Wandlungsphase Erde aus dem Gleichgewicht. Deshalb gilt hier: nur in Maßen trinken.

Entsprechendes gilt für alle roten Fleischsorten, insbesondere wenn sie scharf angebraten sind.

## Die Wandlungsphase Erde, das Süße und das Gelbe

Erinnern Sie sich? Die Erde steht für unsere Mitte, ihr werden die Organe Magen und Milz zugeordnet. Seine Energie bezieht der Magen aus der Nahrung, die der mittlere Erwärmer in körpereigene Lebensenergie umwandelt. Wenn diesem System aber nur minderwertige oder einseitige Nahrung zugeführt wird, bekommt der Körper nicht genügend Energie. Wenn Ihre Erde gestört ist, kann Ihr Körper dem Nahrungsbrei keinerlei Energie entnehmen, egal was Sie essen.

Der Wandlungsphase Erde werden der Spätsommer und damit alle gelben, von der Sonne gereiften Früchte und Gemüse zugeordnet. Erdenergie haben also: Birnen, Aprikosen, Honigmelonen und Pfirsiche, aber auch alle Nüsse und die meisten Getreidesorten. In diese Gruppe gehören auch Kartoffeln, Karotten, Kürbisse, Sellerie und gelbe Paprika.

**Süßigkeiten**   Wer viel Süßigkeiten ißt, tut sich damit nichts Gutes. Dann ist die Mitte nicht mehr ausgeglichen, und die Erdenergie kommt aus dem Lot. Das Verlangen des Körpers und der Seele nach etwas Süßem, ist der sinnlose Versuch, die eigene Mitte zu stärken. Süßen können Sie auch mit Honig, Melasse oder Ahornsirup. Naschen Sie ungeschwefeltes Trockenobst, Nußmischungen, oder wählen Sie mehr Getreidegerichte als Hauptmahlzeit, und Ihr Heißhunger auf Süßes schwindet von ganz allein.

## Die Wandlungsphase Metall, das Scharfe und das Weiße

Erinnern Sie sich? Das Metall steht für die Aufnahme von Lebensenergie und die Abgabe von verbrauchten Stoffen – und zwar sowohl in körperlicher, als auch in geistiger und seelischer Hinsicht. Zugeordnet sind dieser Wandlungsphase die Organe Lunge und Dick-
**Scharfes**   darm. Eng hängt auch der scharfe Geschmack und Geruch eines Lebensmittels damit zusammen: Die Schärfe von Rettich, Lauch, Porree, Zwiebeln, Ingwer und scharfen Gewürzen treibt uns die Tränen in die Augen oder den Schweiß auf die Stirn.

Den Kohlrabi können Sie nur dann einer Wandlungsphase zuordnen, wenn Sie entschieden haben, ob Sie ihn roh oder gekocht essen wollen. Roh schmeckt er scharf und gehört somit zur Phase Metall, aber gekocht schmeckt er süßlich und wechselt in die Wandlungsphase Erde.

Sicher kennen Sie die scharf gewürzten Gerichte, die man in Ländern mit heißem Klima bevorzugt ißt. Die Schärfe hat ihren Sinn, denn sie öffnet die Poren und leitet somit Schweiß über die Haut aus.

## Die Wandlungsphase Wasser, das Salzige und das Blau-Schwarze

Erinnern Sie sich? Die Wandlungsphase Wasser hängt mit den Organen Niere und Blase zusammen, ihr werden die Kälte und der Winter zugeordnet. Zum Wasser gehören selbstverständlich alle Fische und Meeresfrüchte, aber auch die schwarzen Algen, Mineralwasser und das Salz selbst. Zuviel Salz belastet die Nieren, deshalb wird bei allen Nierenerkrankungen salzarme Kost empfohlen. Miso und Sojasauce gehören zum Wasser, ebenso wie Hülsenfrüchte, die ja erst dadurch genießbar werden, wenn sie sich mit Wasser vollgesogen haben. Einige Bohnensorten erinnern in ihrer Form sogar an die Niere.

*Salziges*

Berücksichtigen Sie bei Ihrer Ernährung, daß auch im Käse, in der Wurst und im Brot Salze versteckt sind.

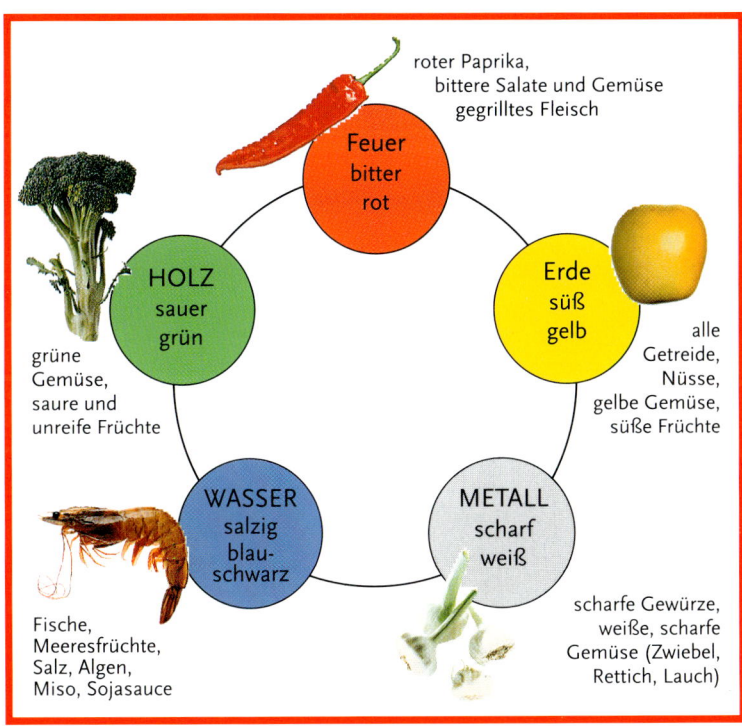

*Abb. 60:*
*Zuordnung der*
*Nahrungsmittel*

roter Paprika,
bittere Salate und Gemüse
gegrilltes Fleisch

**Feuer**
bitter
rot

**HOLZ**
sauer
grün

grüne
Gemüse,
saure und
unreife Früchte

**Erde**
süß
gelb

alle
Getreide,
Nüsse,
gelbe Gemüse,
süße Früchte

**WASSER**
salzig
blau-
schwarz

Fische,
Meeresfrüchte,
Salz, Algen,
Miso, Sojasauce

**METALL**
scharf
weiß

scharfe Gewürze,
weiße, scharfe
Gemüse (Zwiebel,
Rettich, Lauch)

## Die Wärmewirkung der Lebensmittel

Obst, Salate, Gemüse, Fleisch und Getränke kann man nicht nur unter den Gesichtspunkten Farbe und Geschmack in die fünf Wandlungsphasen einordnen. Hinzu kommt ein Kriterium, das Ihnen wahrscheinlich nicht so geläufig ist: Es gibt Lebensmittel, die Ihren Körper erwärmen, andere wiederum kühlen Ihren Körper ab. Sie können die Wärmewirkung der Lebensmittel am eigenen Leibe spüren, wenn Sie die Zusammenhänge etwas genauer kennenlernen.

*Wärme-
wirkung der
Lebensmittel*

### *Frösteln Sie oft, oder ist Ihnen auch im Winter immer warm?*

Zunächst sollten Sie herausfinden, welchem Typ Sie am ehesten entsprechen. Denn nur, wenn Sie im Auge behalten, daß Sie eher ein »hitziger« oder ein »fröstelnder« Typ sind oder daß Ihnen abwechselnd warm und kalt ist, können Sie entscheiden, welche Energien Ihnen beim Essen guttun. Sie sind ein »warmer« Typ, wenn Sie folgende Fragen bejahen:

*»warmer«
Typ*

- Schwitzen Sie in warmen Räumen und im Sommer schnell?
- Meiden Sie eher Hitze und Sonne?
- Bevorzugen Sie leichte Bekleidung, auch wenn es eher kühl ist?
- Kommen Sie auch in der kalten Jahreszeit mit einer dünnen Bettdecke aus?

*»kühler«
Typ*

Sie sind ein »kühler« Typ, wenn Sie folgende Fragen mit »ja« beantworten:

- Frösteln Sie manchmal, obwohl der Raum geheizt ist?
- Mögen Sie kalte Winter deshalb nicht, weil Sie ständig frieren, kalte Hände und Füße haben?
- Stapeln sich in Ihrem Kleiderschrank Wollpullover und warme Socken?
- Reisen Sie am liebsten in den sonnigen Süden?

Wenn Sie sich weder der einen noch der anderen Kategorie klar zuordnen können, sollten Sie sich jeden Tag genau beobachten und immer wieder aufs Neue entscheiden, ob eher wärmende oder eher abkühlende Lebensmittel Ihren Energiehaushalt ins Gleichgewicht bringen.

## Lebensmittel mit abkühlender Wirkung

Orangen, Mandarinen, Clementinen und Bananen wachsen in warmen Ländern. Wenn Sie sie essen, haben sie aber eine abkühlende Wirkung auf Ihren Körper. So gesehen können Sie nachvollziehen, warum es eigentlich unpassend ist, daß wir ausgerechnet im Winter Südfrüchte preiswert kaufen können und dementsprechend viel essen.

Wenn Sie ein »kühler« Typ sind, denken Sie vielleicht beim nächsten Mal weniger an den vermeintlich hohen Vitamin-C-Gehalt der Zitrusfrüchte, sondern mehr an ihre abkühlende Wirkung. Vielleicht erinnern Sie sich daran, daß Ihnen im Winter deshalb nicht so richtig warm wird, weil Sie zum Frühstück einen Orangensaft trinken und zwischendurch immer mal wieder eine Apfelsine, Mandarine oder Banane essen – und sich damit

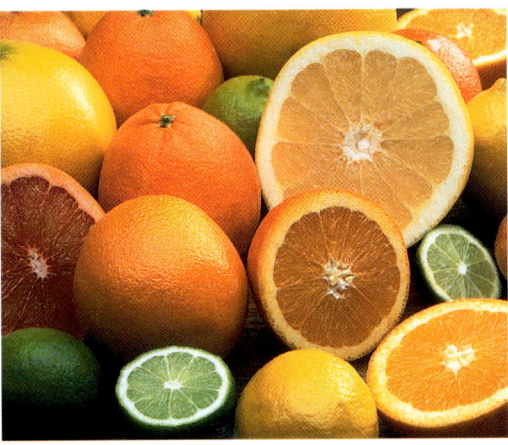

Abb. 61: Zitrusfrüchte wirken abkühlend

keine wärmenden Energien einverleiben! Versuchen Sie es statt dessen mit einem süßlichen Apfel oder einer reifen Birne. Abkühlende Wirkung haben auch Joghurt, Quark, Salat, Rohkost, Mineralwasser und Weißwein. Alle Milchprodukte sind zudem schleimbildend.

Trinken Sie im Sommer am liebsten eisgekühlte Getränke, um sich zu erfrischen? Dem Energiehaushalt Ihres Körpers bekommt das leider nicht gut, denn er muß unnötig viel Energie verschwenden, um die Flüssigkeit Ihrer Körpertemperatur anzupassen.

Gönnen Sie sich an einem heißen Sommertag ruhig ein paar Kugeln Speiseeis, doch übertreiben Sie es nicht. In Maßen genossen bekommt das Eis nicht nur Ihrer guten Linie besser.

*Joghurt, Quark, Salat, Rohkost, Südfrüchte, Mineralwasser und Weißwein*

**!  Tips für fröstelnde Menschen**

Trinken Sie im Winter statt Orangensaft oder Mineralwasser lieber heiße Kräutertees. Den Joghurt im Müsli können Sie durch angewärmten Fruchtsaft oder Kompott ersetzen. Sehr viel Vitamin C liefern z.B. auch Hagebuttentee im Sommer und Sauerkraut im Winter.

Stellen Sie Mineralwasser nicht in den Kühlschrank, sondern halten Sie es auf Raumtemperatur und mischen Sie es mit Säften. Bananen und Zitrusfrüchte bekommen Ihnen am besten im Sommer. Essen Sie sich z.B. an ihnen satt, wenn Sie in einem Land Urlaub machen, in dem diese Früchte wachsen. Wählen Sie im Winter eine dicke Suppe oder einen Auflauf als Hauptspeise, würzen Sie eher scharf als mild, und essen Sie Rohkost und Salate nur als Beilagen. Falls Sie nach einem Hauptgang immer noch frieren, wählen Sie eine warme Nachspeise (z.B. Apfelküchlein mit Zimt). Geeignet sind auch geröstete Maroni und alle Wintergewürze wie Zimt, Anis und Nelken. Als Getränke bieten sich Kräutertees, Rotwein, Glühwein oder dunkles Bier an.

> Wenn Sie jeden Tag die klassischen Shiatsu-Übungen machen und zudem auch noch Ihre Ernährungsgewohnheiten konsequent umstellen, spenden Sie Ihrem Körper damit eine wohltuende, natürliche Wärme.

## Lebensmittel mit anwärmender Wirkung

*scharfe Gewürze, Zimt und Nelken, scharf angebratenes Fleisch und Gegrilltes, Yogi-Tee, Rotwein und hochprozentige Alkohole*

Wie geht es Ihnen, wenn Sie etwas Scharfes gegessen haben? Was passiert, wenn Sie ein Stück gegrilltes Fleisch essen? Trinken Sie gern mal ein Glas Rotwein? Es gibt nicht nur Lebensmittel mit abkühlender Wirkung, sondern auch solche, die Ihren Körper anwärmen. Dazu gehören alle scharfen Gewürze wie Pfeffer, Curry, Chili, und Ingwer, aber auch Zimt und Nelken, scharf angebratenes Fleisch und Gegrilltes, Yogi-Tee, Rotwein und hochprozentige Alkohole.

Die Wärmewirkung eines Lebensmittels kann sich zudem verändern, wenn Sie es vor dem Servieren erhitzen. Fruchtsäfte wirken abkühlend, bei heißen Außentemperaturen werden sie Ihnen gut bekommen. Wenn Sie den Saft aber im Winter trinken wollen, sollten Sie ihn etwas anwärmen.

**!** **Tips für »hitzige« Menschen**

Wenn Ihnen eigentlich immer warm ist und Sie zu Schweißausbrüchen neigen, sollten Sie weitgehend darauf verzichten, anwärmende Lebensmittel zu sich zu nehmen. Heiße Suppen, scharfe Gewürze und gegrilltes Fleisch erhitzen Ihren Körper noch mehr. Wählen Sie als Beilage Rohkost und Salat, trinken Sie wenig Kaffee und statt Rotwein lieber Weißwein, helles Bier oder Mineralwasser. Wenn Sie körperlich hart arbeiten, wird Ihnen ein Fleischgericht vielleicht besonders gut schmecken. Hitzige »Schreibtischtäter« sollten aber lieber darauf verzichten, viel Fleisch zu essen.

Sollte Sie ein Essen zu sehr erhitzt haben, essen Sie als Ausgleich danach Obst oder Eis zum Nachtisch.

| anwärmend | abkühlend |
|---|---|
| Äpfel | Zitrusfrüchte |
| reife Birnen | Bananen |
| scharf angebratenes Fleisch | Joghurt |
| gegrilltes Fleisch | Quark |
| Suppen | Salat |
| scharfe Gewürze | Rohkost |
| »Wintergewürze« | Eis |
| hochprozentiger Alkohol | Mineralwasser |
| Rotwein | Weißwein |
| dunkles Bier | helles Bier |
| Kräutertees | kalte Fruchtsäfte |

*Abb. 62:*
*Anwärmende und abkühlende Lebensmittel*

## Essen und Trinken in den Alltag integrieren

### *Tips für eine wohltuende Ernährung*

Bei der Ernährung nach den fünf Wandlungsphasen ist es wichtig, daß Sie ein Gefühl für den Geschmack, die Farbe und die Wärmewirkung der Lebensmittel bekommen. Klammern Sie sich aber nicht an allzu detaillierte Tabellen, denn genaue Einteilungen machen Ihnen nur das Leben schwer. Lassen Sie sich den Spaß am Kochen und Essen nicht vermiesen.

Gefühl für Geschmack, Farbe und Wärmewirkung

■ Beobachten Sie einige Tage lang, was Sie am liebsten essen. Schreiben Sie alles auf, was Ihnen auffällt. Es kann zum Beispiel sein, daß Sie eine bestimmte Geschmacksrichtung bevorzugen. Oder Sie kombinieren am liebsten nur Nahrungsmittel, die lediglich zwei verschiedenen Wandlungsphasen zugeordnet werden: Naschen Sie tagsüber gern Süßes, und abends greifen Sie am liebsten zu salzigen Chips?

■ Achten Sie vor allem bei solchen Lebensmitteln auf Qualität, die

Sie jeden Tag essen. So sollte das Brot wegen der Backtriebmittel und chemischen Zusätze möglichst nicht aus einer Großbäckerei stammen, sondern von einem Bäcker, der noch selbst backt. Auch Grundnahrungsmittel wie Getreide, Reis, Nudeln und Kartoffeln sollten einwandfrei und ohne Zusatzstoffe sein.

■ Jedes Nahrungsmittel zu seiner Zeit: Essen Sie das Obst und Gemüse, das gerade auf den Feldern und in den Gärten Ihrer Gegend reif ist. Als Stadtmensch erkennen Sie die Saisonfrüchte meist am großen Angebot und ihren günstigen Preisen auf dem Wochenmarkt.

■ Nehmen Sie die Lebensmittel, die Sie essen wollen, rechtzeitig aus dem Kühlschrank. Erst bei Zimmertemperatur entwickeln sich die Aromen, und Sie schmecken viel besser, als wenn Sie sie sehr kalt essen.

■ Wenn Sie Ihren Urlaub in einem Land verbringen, in dem Südfrüchte oder exotische Früchte gedeihen, sollten Sie sich nach Herzenslust daran satt essen. In Deutschland aber sollten Sie so weit wie möglich auf Lebensmittel verzichten, die viele Tausende von Kilometern transportiert werden mußten. Sie werden oft unreif geerntet, verlieren durch den langen Transport an Qualität, müssen chemisch behandelt werden und schmecken häufig viel weniger gut als im Herkunftsland.

■ Wählen Sie ein Restaurant nicht nur nach der Atmosphäre aus, sondern auch nach der Qualität der verwendeten Lebensmittel. Wo die Köche wirklich im einzelnen einkaufen lassen, werden Sie vielleicht oft nicht erfahren. Folgen Sie dann Ihrem Gefühl.

■ Essen Sie vielseitig und möglichst frisch. Auch das Auge ißt mit!

> Wenn Sie Ihren Energiehaushalt unterstützen möchten, bietet es sich an, nicht nur täglich die klassischen Übungen zu machen, sondern auch im Kreislauf der fünf Wandlungsphasen zu kochen. Dabei müssen Sie keine starren Regeln einhalten: Es geht um den Spaß beim Kochen, die Freude an den Farben der Lebensmittel, die Lust am Schmecken und das Wissen, daß Sie heute Appetit auf etwas bestimmtes haben und morgen auf etwas anderes. Abwechslung ist wichtig!

Wenn bisher alle gern gegessen haben, was Sie auf den Tisch gebracht haben, dann wird es ihnen auch mit der neuen Kochmethode weiterhin gut schmecken.

### So wählen Sie Ihre Zutaten nach Farbe und Geschmack aus

Bevor Sie mit dem Kochen beginnen, nehmen Sie all Ihre Gewürze aus dem Regal, und sortieren Sie sie nach den Farben. Ordnen Sie die Gewürze den Farben
zu, die den fünf Wandlungsphasen entsprechen. Testen Sie auch
die Geschmacksrichtung der Gewürze, und überlegen Sie, ob Sie
einige umordnen müssen. Die
Gefäße können Sie gruppenwei-
se in einer Reihe oder kurz vor
dem Kochen entsprechend des
Kreismodells aufstellen. Wenn
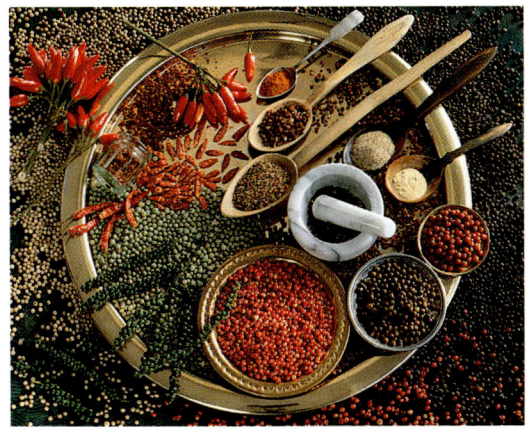

*Abb. 63: Ge-
würze in Kreis-
anordnung*

Sie möchten, können Sie sie auch beschriften oder farbig kennzeich-
nen. Legen Sie sich auch alle anderen Zutaten zurecht, und machen
Sie sich bewußt, welcher Wandlungsphase Sie sie zuordnen würden.

## Kochen im Kreislauf der fünf Wandlungsphasen

Sie können mit dem Wasserkochen beginnen oder zuerst das Fett in
die Pfanne tun, denn es ist ganz gleich, bei welcher Wandlungsphase
Sie in den Kreislauf einsteigen. Wichtig ist nur, daß auf die Wandlungsphase Wasser die Wandlungsphase Holz folgt und daß Sie nach
dem Öl (Erde) etwas hinzufügen, was dem Metall zugeordnet wird.
Auch bei allen weiteren Schritten berücksichtigen Sie das Kreismodell.

**Grundlage ist
immer das
Kreismodell**

    Außerdem ist es wichtig, daß Sie beim Kochen jede einzelne
Wandlungsphase beachten. Welche Mengen Sie nehmen, spielt dabei
keine Rolle. Sie sollten aber versuchen, alle fünf Wandlungsphasen
mindestens einmal zu berücksichtigen. Wenn Sie viele verschiedene
Zutaten haben, können Sie den Kreis auch mehrmals durchlaufen.
Bei welcher Wandlungsphase Sie dann aufhören, ist nicht so wichtig.
Am besten hören Sie bei derjenigen auf, welche Sie am meisten beachten und unterstützen wollen. Wenn Sie Lust zum Experimentie-
ren haben, können Sie mit dieser Kochmethode ganz neue Rezepte
kreieren.

    Sie beginnen zum Beispiel mit dem Öl (Erde) und erhitzen es in
der Pfanne. Dann geben Sie Zwiebelringe (Metall) und etwas Salz
(Wasser) hinzu. Als nächstes schmoren Sie Zucchinis (Holz) an und

würzen mit etwas rotem Paprikapulver (Feuer). Mit kleingeschnittenem gelben Paprika (Erde) erhält das Ganze ein paar Farbtupfer, danach runden Pfeffer und Knoblauch den Geschmack ab (Metall). Dazu paßt Reis oder alle anderen Getreidesorten. Lassen Sie es sich gut schmecken!

*Abb. 64:*
*Ein Beispiel, wie Sie nach dem Prinzip der fünf Wandlungsphasen kochen können*

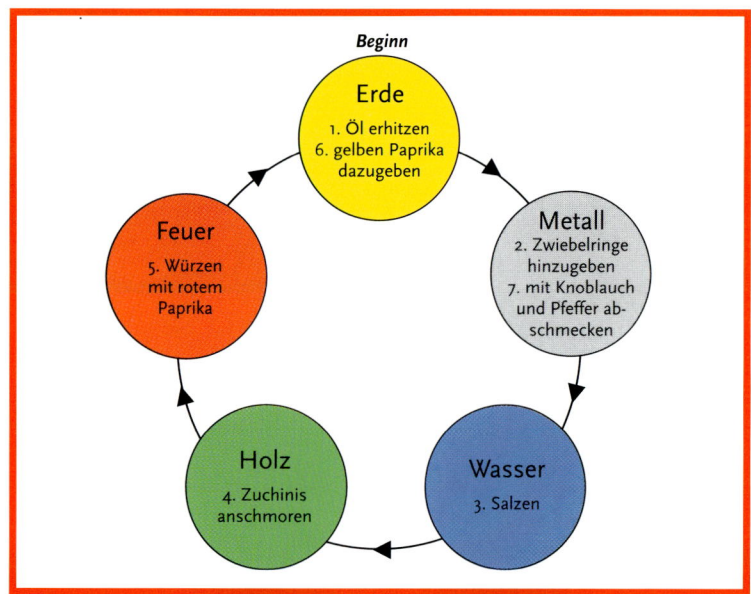

## Schwächende Eßgewohnheiten vermeiden

Wie bei so vielen Dingen im Leben ist es auch bei der gesunden Ernährung wichtig, nichts zu übertreiben. Bei einseitiger Ernährung geraten Ihre Energien immer wieder ins Ungleichgewicht, und auf lange Sicht schaden Sie damit Ihrem Körper. Wenn Sie etwas essen, sollten Sie sich immer fragen, ob Sie sich mit dem Lebensmittel selbst, mit der Zubereitungsart und der Menge etwas Gutes tun. Versuchen Sie, im Auge zu behalten, daß es das Ziel Ihrer Ernährung sein sollte, Ihren Körper zu stärken – und nicht zu schwächen!

**Ziel Ihrer Ernährung**

■ Versuchen Sie, jeden Tag aufs Neue zu spüren, worauf Sie Appetit haben. Hören Sie auf Ihren Körper, und verleiben Sie ihm nur ein, was ihn stärkt und Sie sich wohl fühlen läßt. Zu spätes und schweres Essen kann er nicht verdauen. Ernähren Sie sich so gesund wie möglich, und wählen Sie die Obst- und Gemüsesorten, die in Ihrer Gegend wachsen und Saison haben. Richten Sie sich nach den Jahreszeiten, und freuen Sie sich z.B. auf die ersten frischen Kräuter im Frühling, Erdbeeren und Kirschen im Sommer, reife Pflaumen und Trauben im Spätsommer, die vielen verschiedenen Gemüsearten im Herbst und Grünkohl und alle Krautsorten im Winter.

■ Wählen Sie Lebensmittel, die keine Zusatzstoffe enthalten. Zusatzstoffe sind chemisch hergestellt und verändern die natürlichen Eigenschaften der Nahrung. Sie werden beigemengt, damit die Lebensmittel länger haltbar sind, intensiver schmecken, schöner aussehen bzw. sich im Mund und beim Kauen angenehmer anfühlen. Auf deutschen Verpackungen müssen die meisten Zusatzstoffe genannt werden.

**keine Zusatzstoffe**

■ Benützen Sie zum Kochen möglichst frische Lebensmittel, und weichen Sie nur in Ausnahmefällen auf Fertiggerichte aus. Viele Fertiggerichte enthalten Geschmacksverstärker, das sind chemische Zusatzstoffe, die bei empfindlichen Menschen Kopf- und Magenschmerzen sowie Allergien hervorrufen können.

**frische Lebensmittel**

Kaufen Sie frische Produkte, und verzichten Sie auf Nahrungsmittel, die in Folie eingeschweißt sind. Um die Kunststoffe der Form anpassen zu können, muß man sie erwärmen. Dabei werden giftige Dämpfe frei, die sich mit dem Produkt vermengen.

■ Tiefgefrorene Lebensmittel sind »tote« Nahrung: Denn alles, was gefroren ist, ist nicht mehr lebendig und enthält keine Energie mehr, die Zellwände wurden gesprengt, ähnlich wie bei einer Flasche im Tiefkühlfach. Kälte macht langsam und starr, und das ändert sich auch nicht, wenn Sie Tiefgefrorenes aufwärmen. Die Kälte des Lebensmittels entzieht Ihrem Körper Wärme, es verlangsamt Ihre Verdauung, und die Nahrung braucht länger, um den Darm zu passieren. Versuchen Sie deshalb, weitgehend auf Tiefgefrorenes zu verzichten, und kochen Sie statt dessen mit frischen Zutaten.

**keine Tiefkühlkost**

■ Tütensuppen, Kaffee und Gewürzkräuter gibt es gefriergetrocknet zu kaufen. Durch das Schockgefrieren verlieren die Lebensmittel aber ihre Energie, für Ihren Körper sind diese Produkte also wertlos. Greifen Sie deshalb lieber zu schonend behandelten Nahrungsmitteln.

**keine gefriergetrockneten Nahrungsmittel**

■ Wenn Sie Ihr Essen in der Mikrowelle erwärmen oder garen, zerstören Sie die Zellstruktur der Lebensmittel. Dabei verlieren die Zutaten ihre Energie und sind für Ihren Körper nur noch minderwertig. Benutzen Sie Ihre Mikrowelle nur in Ausnahmefällen, bzw. überlegen Sie genau, ob Sie sich wirklich etwas Gutes tun, wenn Sie sich solch ein Gerät anschaffen.

**keine Mikrowelle**

■ Verwenden Sie Pflanzenöle statt gehärteter Fette zum Koche, insbesondere bei einem erhöhten Cholesterinspiegel.

**Pflanzenöle**

■ Nehmen Sie frisches Saisonobst und frisch belegte Brote mit Kräutern in die Arbeit mit, und gehen Sie nicht jeden Tag in die Kantine zum Essen. Viele Großküchen können keine Rücksicht auf gesunde Ernährung nehmen. Sie müssen in erster Linie preiswert einkaufen, große Mengen zubereiten und das Essen mehrere Stunden lang warm halten. Dabei gehen viele wichtige Inhaltsstoffe verloren.

■ Seit 1996 sind in Europa die ersten gentechnisch veränderten Nahrungsmittel auf dem Markt. Vorreiter war dabei eine spezielle Sorte von Sojabohnen. In Nordamerika gibt es Mais, Kartoffeln, Zuckerrüben, Tomaten und Raps zu kaufen, die gentechnisch verändert wurden. Es ist nur eine Frage der Zeit, wann in Deutschland weitere Freisetzungsversuche gestartet werden.

## Zusammenfassende Gedanken

Früher stand das »gemeinsame Gebet« am Anfang einer Mahlzeit, heute ist dies nur noch selten der Fall. Oft wird schon mit dem Essen begonnen, bevor alle am Tisch sitzen. Warten Sie, bis alle Teilnehmer da sind und nehmen Sie sich einige Sekunden Zeit, um sich aufrecht hinzusetzen, die Beine locker nebeneinander, so daß beide Fußsohlen den Boden berühren. Die Beine zu verschränken und dadurch **gesunde** die Mitte unseres Körpers einzuengen, ist keine gesunde Haltung!
**Haltung**

Schauen Sie auf Ihr Essen und versuchen Sie zu erfassen, was vor Ihnen steht: Farbe, Geruch, Anordnung. Freuen Sie sich darauf, sich etwas Gutes »einzuverleiben«. Denken Sie vielleicht auch noch eine Sekunde daran, daß Sie in einem Überfluß-Land leben und nicht wie viele andere Menschen unserer Erde hungern müssen.

**Trinken** Trinken sollten Sie vor dem Essen oder danach, aber nicht zwischendurch. Bestimmt ist das am Anfang etwas ungewohnt, aber nach einer Weile werden Sie erkennen, daß Sie so besser kauen, nicht verschiedene Temperaturen mischen und auch nicht zuviel essen. Außerdem verdünnen Sie so nicht ständig Ihre Verdauungssäfte.

Im alten China wurde nicht zwischen Nahrungsmitteln und Heil**Balance zwi-** kräuterrezepturen unterschieden. Essen stellte die Balance zwischen
**schen Arbeit** Arbeit und Entspannung her.
**und Ent-**
**spannung** Jemand, der körperlich arbeitet, verbraucht verständlicherweise mehr Kraft und benötigt andere Nahrung, als jemand, der den ganzen Tag am Computer sitzt oder im Bett liegt.

Testen Sie über einige Zeit hinweg, wie Sie sich nach dem Essen fühlen: schwer, voll, gestärkt, wieder zum Arbeiten bereit oder würden Sie sich lieber hinlegen? Im letzteren Fall haben Sie nicht das Richtige gegessen.

Essen bedeutet nicht, sich den Bauch vollzuschlagen, aber auch nicht nur notwendige Nahrungsaufnahme, um den Körper am Leben zu erhalten. Essen ist vielmehr ein Austausch mit der Erde, anschließend sollte eine Harmonie in unserer Mitte fühlbar sein.

**Essen ist Austausch mit der Erde**

# Shiatsu in der Naturheilpraxis

*Jung sein!*
*Die Jugend kennzeichnet nicht einen Lebensabschnitt,*
*sondern eine Geisteshaltung, sie ist Ausdruck des Willens,*
*der Vorstellungskraft und der Gefühlsintensität.*
*Sie bedeutet Sieg des Mutes über die Mutlosigkeit,*
*Sieg der Abenteuerlust über den Hang zur Bequemlichkeit.*

*Man wird nicht alt, weil man eine gewisse Anzahl Jahre gelebt hat:*
*Man wird alt, wenn man seine Ideale aufgibt.*
*Die Jahre zeichnen zwar die Haut – Ideale aufgeben aber*
*zeichnet die Seele. Vorurteile, Zweifel, Befürchtungen und*
*Hoffnungslosigkeit sind Feinde, die uns nach und nach zur Erde*
*niederdrücken und uns vor dem Tod zu Staub werden lassen.*

*Jung ist, wer noch staunen und sich begeistern kann.*
*Wer noch wie ein unersättliches Kind fragt: Und dann?*
*Wer die Ereignisse herausfordert und sich freut am Spiel des Lebens.*
*Ihr seid so jung wie euer Glaube. So alt wie eure Zweifel.*
*So jung wie euer Selbstvertrauen. So jung wie eure Hoffnung.*
*So alt wie eure Niedergeschlagenheit.*

*Ihr werdet jung bleiben, solange ihr aufnahmebereit bleibt:*
*Empfänglich fürs Schöne, Gute und Große, empfänglich für die*
*Botschaften der Natur, der Mitmenschen, des Unfasslichen.*
*Sollte eines Tages euer Herz geätzt werden vom Pessimismus,*
*zernagt von Zynismus, dann möge Gott Erbarmen haben*
*mit eurer Seele – der Seele eines Greises.*

Douglas MacArthur

## Vertrauen und Harmonie

Praxis

Das Betreten einer Praxis ist immer wieder spannend. Die Umgebung ist die Visitenkarte der Therapie. Wenn Sie eintreten, überprüfen Sie mit all Ihren Sinnen, ob Sie sich hier wohl fühlen. Das Ambiente trägt zur Entspannung bei, und Sie sollten das nicht unterschätzen.

Wenn Sie einen muffigen, dunklen Kellerraum betreten, wird dieser natürlich eher Kälte ausstrahlen. Gehen Sie in ein helles, sonnendurchflutetes Zimmer, wird es leichter sein, Wärme zu empfinden. In jedem Fall sollten Sie diesen Ort gerne aufsuchen. Kein »Muß« sollte Sie zum Hingehen bewegen. Aus Erfahrung kann ich mit Gewißheit sagen, daß die besten Heilungschancen aus einem inneren »Ja« entstehen. Zwanghafte Vernunft, die der Kopf bestimmt in dem Bewußtsein, daß die Therapie doch so gut sein soll und vielleicht hilft, hat noch nie wirklichen, andauernden Erfolg gebracht.

Nehmen Sie sich also Zeit, ein für Sie angenehmes Umfeld zu finden, und scheuen Sie nicht davor zurück, die Praxis zu wechseln, wenn es Ihnen nicht gefällt.

angenehmes Umfeld

Bei der Wahl des Therapeuten gehen Sie ähnlich vor.

Wahl des Therapeuten

Wissenschaftlich erwiesen ist die Entscheidung über Sympathie und Ablehnung in den ersten Sekunden. Sie pflegen ja auch keine Freundschaft mit Menschen, die Sie nicht mögen. Also sollte Ihnen Ihr/e Therapeut/in auch sympathisch sein. Sie können sich dann viel leichter anvertrauen und freuen sich auf die Begegnung. Im Shiatsu geht es um Energieausgleich, und die Energie reagiert oft anders, als der Kopf zunächst meint. Ablehnung wäre keine gute Basis. Lassen Sie sich auch bei dieser Suche Zeit, damit Sie bei der richtigen Person ankommen.

## Wohl fühlen oder heilen?

Shiatsu kann entscheidend zur Verbesserung der Lebensqualität und zur Heilung von Krankheiten beitragen. Sie bestimmen selbst, welchen Focus Sie setzen wollen. Möchten Sie sich einfach entspannen und wohl fühlen, können Sie sich von allen Ihnen sympathischen Menschen Shiatsu geben lassen. Wenn Sie aber Krankheitssymptome aufweisen, treffen Sie eine genauere Auswahl. Ein/e Shiatsutherapeut/in sollte dann die Ausbildung einer seriösen Schule besitzen und nicht nur einige Kurse besucht haben.

Heilung von Krankheiten

Obwohl Shiatsu weitgehend Berührung ohne Sprache ist, rundet ein kurzes, abschließendes Gespräch die Behandlung ab. Bestimmte Themen und energetische Muster können ins Zentrum gerückt und besprochen werden. Es ist dann, »das auf den Punkt kommen« und »die Aufmerksamkeit auf etwas legen.« Hinweise zu Verhaltensweisen, Ernährung und Gefühlen verdeutlichen die Zusammenhänge.

kurzes, abschließendes Gespräch

Als Patient treten Sie aus der Unmündigkeit heraus und erkennen selbst den Weg zur Heilung. Damit werden Erkenntnisprozesse in Gang gesetzt, die entscheidend zur Gesundheit beitragen. Wenn Sie sich z.B. immer selbst bestrafen, weil Sie Ihrer Meinung nach nicht

»funktionieren«, fällt es Ihnen sicher schwer, Lebenslust zu empfinden und neue Wege zu beschreiten. Wenn Sie beginnen, das »Nicht-Perfekte« zu akzeptieren, ist die Möglichkeit, etwas Neues auszuprobieren, viel eher gegeben. Denn der Anspruch, daß es gelingen muß, bestimmt nicht von vorneherein das ganze Geschehen.

Mit der Überlegung »Ich wüßte schon was gut für mich wäre, wenn ich es nur tun könnte«, sollte Schluß sein. In jeder Situation können Sie selbst entscheiden, ob Sie für oder gegen sich handeln.

Wenn Sie behandelt werden, fragen Sie, auf welche Weise und was Sie selbst dazu in der Zwischenzeit beitragen können. Beginnen müssen Sie selbst, kein Mensch kann Ihnen das abnehmen.

Therapeuten sollten sich Zeit für Unklarheiten und Fragen nehmen. Sie fördern damit die Bewußtheit ihrer Patienten. Therapeuten, die anders handeln, haben ihre Aufgabe noch nicht verstanden. Das **Selbstverant-** Fundament einer Behandlung ist die Selbstverantwortlichkeit, das **wortlichkeit** Bewußtwerden der eigenen Möglichkeiten zu einem harmonischen, inneren Selbstausdruck. Erst wenn wir beginnen, Verantwortung für uns selbst zu übernehmen, schaffen wir den Weg zu Gesundheit und Ausgeglichenheit.

Es gilt immer, einen Ausgleich zu schaffen, zu dem was wir hauptsächlich leben. Es kommt nicht so darauf an, was wir machen, sondern wie oft wir es tun. Sitzen Sie z.B. viel am Schreibtisch, ist das Gegengewicht die Bewegung. Arbeiten Sie körperlich schwer, müssen Sie Ruhephasen einlegen, und wenn Ihnen oft langweilig ist, wäre eine herausfordernde Aufgabe sinnvoll. So können Sie Ihr eigenes Gleichgewicht mitbestimmen.

**Gesetzmäßig-** Zusätzlich ist interessant, wann bestimmte Gesetzmäßigkeiten im- **keiten** mer eintreten: In welcher Situation greifen Sie zur Zigarette, was **beobachten** hören oder fühlen Sie, wenn Sie an den Kühlschrank gehen und wahllos essen? Wann fühlen Sie sich hoffnungslos überfordert, und warum haben Sie es soweit kommen lassen?

Wenn Sie anfangen, sich selbst zu beobachten, sind Sie Ihren Neigungen nicht mehr hilflos ausgeliefert. Es gibt immer einen Weg, dazuzulernen und das Leben besser und sinnvoller zu gestalten.

Wenn wir uns bemühen herauszufinden, wer wir im Inneren sind und wie wir das nach Außen leben, bekommen wir einen Einblick in uns selbst. Wo stehen wir im Leben, wo wollen wir hin? Ursache und Wirkung bilden dann ein Ganzes, und das Leben wird zur spannenden Unternehmung. Einer interessanten Wechselwirkung von Aktion und Reaktion, in der wir selbstverantwortlich handeln und die niemals unabhängig von uns selbst »passiert«.

Wir steigen ein in das Tao und begreifen uns als natürliche Erscheinung inmitten des Ganzen.

## Die Hände des Therapeuten

Sich die Hände zu reichen ist etwas sehr Intimes. Hände sind ein Meßinstrument unserer Gefühle. Wir können an ihnen unsere inneren Zustände ablesen. Sind sie geballt, ist es eher Wut, sind sie feucht, hängt das oft mit Aufregung zusammen.

*Meßinstrument unserer Gefühle*

Geben Sie einem vertrauten Menschen einmal länger die Hand, Sie werden erspüren, wie er sich fühlt. Testen Sie verschiedene Personen, Sie werden dadurch in den Händen feinfühliger werden.

Unsere Hände beruhigen, liebkosen, essen, trösten, streicheln … Alles sehr gefühlsbetonte Dinge, die uns einander näher bringen und den anderen besser verstehen lassen. Deshalb sind die Hände in der Begegnung mit anderen so wichtig.

Schauen Sie sich jetzt Ihre Hände an. Wie sind sie, kalt, warm, trocken, feucht? Wie sehen die Fingernägel aus, sauber, zu lang, abgekaut? Wann haben Sie sich zuletzt die Hände gewaschen? Benutzen Sie Creme? Pflegen Sie Ihre Hände, denn gepflegte Hände sind Ausdruck Ihrer Persönlichkeit. Sensibilisieren Sie sie mit der Handatmung, und schenken Sie ihnen Beachtung.

Im Shiatsu sind die Hände das Instrument der Behandlung. Sie erfassen, bewegen, unterstützen, lassen geschehen. Für den Empfänger sollten sie in jedem Fall angenehm sein. Mit den Händen beginnt die körperliche Berührung, und Sie wollen doch berührt werden, berührt in Ihrem Innersten, mit Achtung, Respekt und angenehmen Händen.

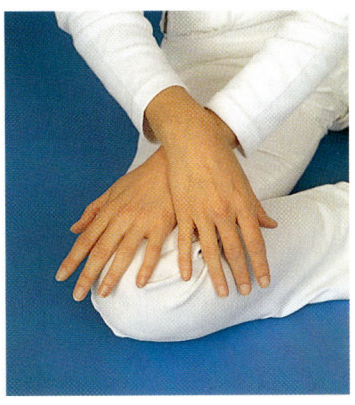

*Abb. 65: Die Hände des Therapeuten sind im Shiatsu das Behandlungsinstrument*

Hände können einen Raum füllen, in dem der andere sich geborgen und aufgehoben fühlt. Nur in dieser Sicherheit wird es möglich, alte Muster loszulassen und Neues auszuprobieren, Grenzen zu erweitern und Sichtweisen zu vervollständigen. Nur wenn Sie sich den Händen hingeben können, steigen innere Bilder, Erkenntnisse und Zusammenhänge auf. Sie können dann in das Tao eintauchen und Ihr persönliches Gleichgewicht ausloten.

## Was passiert nach der Behandlung?

Im Shiatsu zeigt sich immer das, was im Inneren verborgen liegt. Es ist ein Wegweiser, wie wir mit uns umgehen können, um uns intensiver und lebendiger zu erfahren. Nach einer Shiatsu-Behandlung fühlen wir uns im Einklang mit allen Facetten unserer Persönlichkeit. Das Körpergefühl wird entscheidend verbessert und das Selbstbewußtsein gestärkt. Wir sind mehr bei uns selbst, stärker zentriert und in Kontakt mit Körperstellen, die wir sonst nur selten beachten.

■ Energien, die jetzt ausgeglichener sind, lassen uns insgesamt »runder« fühlen.

■ Spannungen und verkrampfte Stellen sind gelöster und wieder freier durchlässig.

■ Stagnierende Energien konnten wieder dorthin fließen, wo sie vorher fehlten.

■ Muskeln sind entspannt worden, die nicht bewußt angespannt waren.

■ Die Gedanken sind klarer, und für Probleme ist eine Lösung in Sicht.

> Shiatsu ist ein ständiger Entdeckungsprozeß. Fragen und Entscheidungsschwierigkeiten werden auf einen Nenner gebracht, und wir finden Antworten, nach denen wir lange gesucht haben.

**Verbesserung für unser Leben**

Aus den Tiefen unseres Körpers steigt nach jeder Shiatsu-Behandlung die Idee der Verbesserung für unser Leben. Manchmal sind wir anschließend fit für neue Taten, ein anderes Mal ruhen wir uns lieber aus, um neue Kraft zu schöpfen.

Die harmonische Energieverteilung bringt Körper, Geist und Seele in Einklang. Mit jeder Behandlung fördern wir uns selbst auf dem Weg zu mehr Selbstwahrnehmung, Eigenverantwortung und Gesundheit. Eine Shiatsu-Behandlung ist eine Abenteuerreise durch den Körper, um unsere Seele zu besuchen. Die Seele ist weise, zeitunabhängig und immer bereit, uns zu führen, wenn unser Geist nicht weiter weiß.

> Das Tao ist die innere Wirklichkeit aller Dinge.